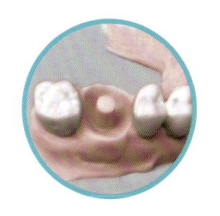

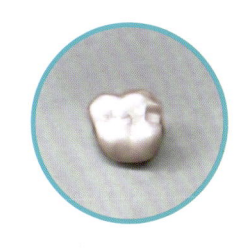

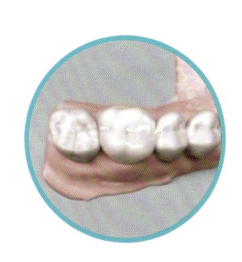

数字化多用途
牙冠制作与应用
—— 食物嵌塞与应力中断

宋光保　王亚敏　主编

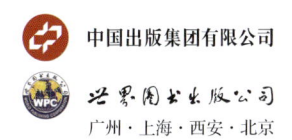

中国出版集团有限公司

世界图书出版公司
广州·上海·西安·北京

图书在版编目（CIP）数据

数字化多用途牙冠制作与应用：食物嵌塞与应力中断 / 宋光保，王亚敏主编 . -- 广州：世界图书出版广东有限公司，2025.5. -- ISBN 978-7-5232-2171-6

Ⅰ . R781.05

中国国家版本馆 CIP 数据核字第 2025UL9531 号

书　　名	数字化多用途牙冠制作与应用——食物嵌塞与应力中断 SHUZIHUA DUOYONGTU YAGUAN ZHIZUO YU YINGYONG —— SHIWU QIANSAI YU YINGLI ZHONGDUAN
主　　编	宋光保　王亚敏
责任编辑	曹桔方　马晓君
装帧设计	北京迪睿科技有限公司
责任技编	刘上锦
出版发行	世界图书出版有限公司　世界图书出版广东有限公司
地　　址	广州市海珠区新港西路大江冲 25 号
邮　　编	510300
电　　话	（020）84460408
网　　址	http://www.gdst.com.cn
邮　　箱	wpc_gdst@163.com
经　　销	各地新华书店
印　　刷	佛山市剑桥印刷科技有限公司
开　　本	710mm×1000mm　1/16
印　　张	8.75
字　　数	109 千字
版　　次	2025 年 5 月第 1 版　2025 年 5 月第 1 次印刷
国际书号	ISBN 978-7-5232-2171-6
定　　价	60.00 元

版权所有　侵权必究

咨询、投稿：020-84460408　gdstcjf@126.com

编委会

主　编

宋光保　王亚敏

副主编

陈祈月　张阳晴　曾　艳

审　校

刘洪臣　邵龙泉

编　委

张育廷　福州嘉义义齿有限公司总经理
陈祈月　南方医科大学口腔医院博士
张阳晴　南方医科大学口腔医院特诊中心主管护师
曾　艳　南方医科大学口腔医院特诊中心副主任护师，护士长
申　俊　南方医科大学口腔医院特诊中心主任医师
宋光保　南方医科大学口腔医院特诊中心主任医师
王亚敏　南方医科大学口腔医院牙周科副主任医师
石　勇　南方医科大学口腔医院特诊中心副主任，主任医师
黄　英　广东粤诚牙科技术开发中心技师
王俊义　福州嘉义义齿有限公司技师
梁国健　阳江市人民医院口腔科主任，主任医师
卢委英　广东粤诚牙科技术开发中心技师
张国红　五华国红口腔连锁副主任医师
沈奕鹏　广州市潮悦口腔门诊部主任医师
孙　晰　广州诺德口腔门诊部副主任医师
车华祝　茂名金典口腔门诊部副主任医师
林耿真　汕头市潮阳芽芽口腔门诊部副主任医师
吴悦龙　东莞天使口腔医院主治医师
王永贵　常德鼎城王永贵口腔诊所主治医师
朱亚丽　郴州市第一人民医院口腔科副主任医师
彭佳梅　长沙市口腔医院牙体美容科主治医师

秘　书

张阳晴　南方医科大学口腔医院特诊中心主管护师

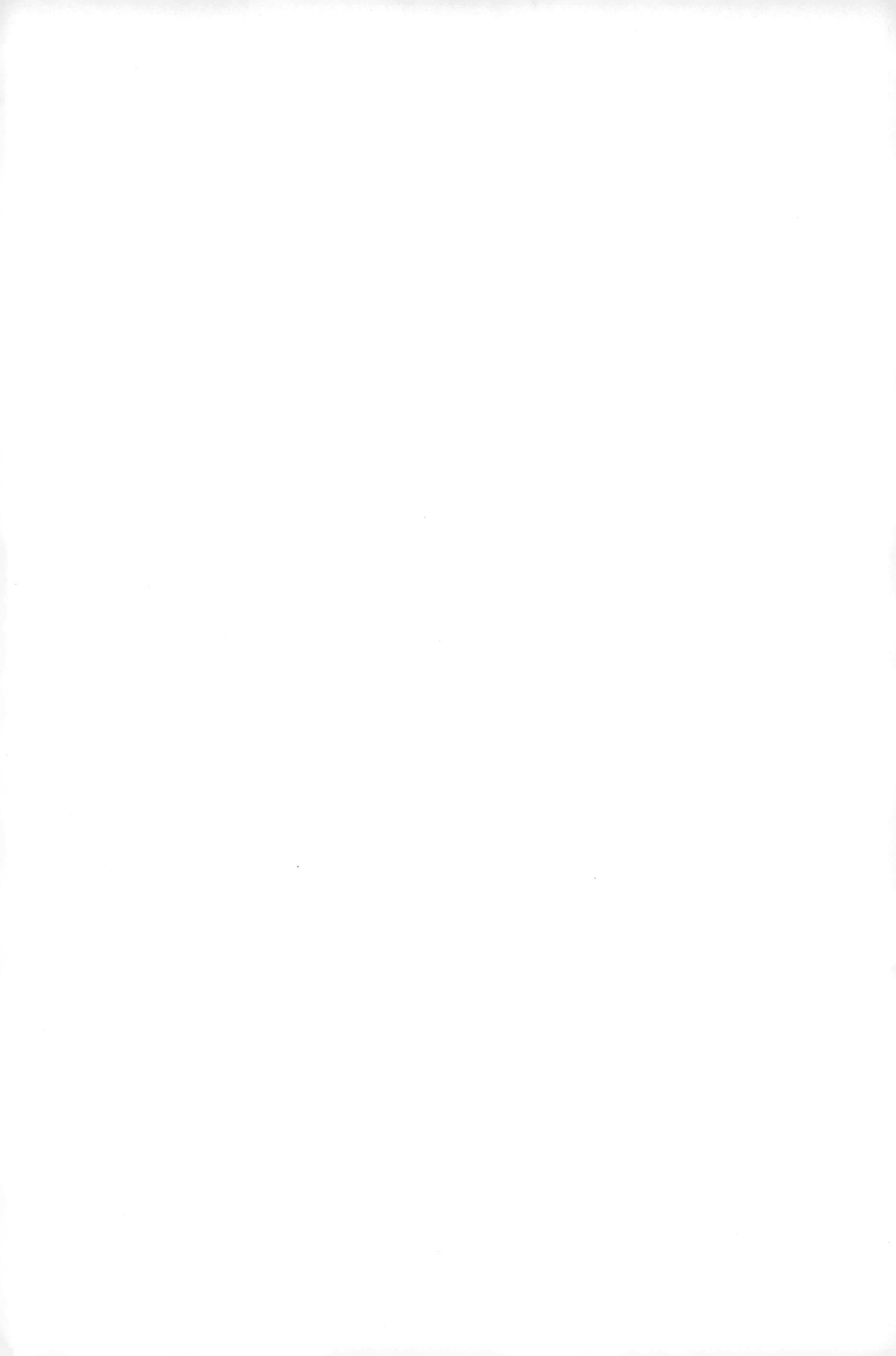

前言

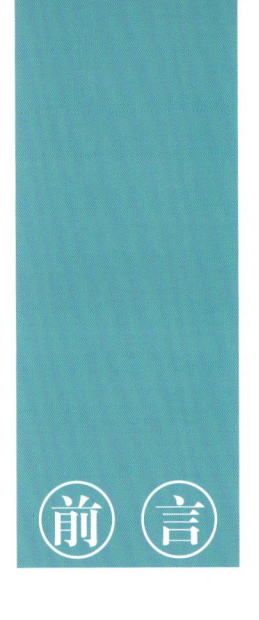

牙冠用于天然牙缺损修复或天然牙保护已有百年历史。根据牙冠的材料可将牙冠分为全金属牙冠、金属烤瓷牙冠、全瓷冠和塑料牙冠；根据牙冠覆盖牙体组织的范围可将牙冠分为部分冠和全瓷牙冠。总而言之，牙冠的功能就是修复缺损的牙体组织，以恢复牙齿的咀嚼功能和美学效果。

牙冠修复后会出现一些并发症，如烤瓷牙崩瓷、食物嵌塞。这些并发症大大地降低了修复质量，也极大地影响患者的满意度。常见的方法是重新制作牙冠，但是这样做增加了临床工作量，而且，一方面，会增加患者的费用；另一方面，临床效果也并不十分理想。这主要与邻牙的松动移位有关。初始戴牙冠时与邻牙接触会通过牙线判断松紧，但戴上牙冠一段时间或者在强大的咀嚼力作用下天然牙可能出现移位。对于种植牙而言，邻接的天然牙可能会出现咀嚼力下移位，食物嵌塞极易发生。与种植牙邻接的天然牙3个月后可出现接触点丧失，1年后出现接触点丧失的达30%，5年后接触点丧失可达70%。烤瓷牙崩瓷也是一个非常棘手的并发症，占修复并发症的21%。邻接点崩瓷可直接导致食物嵌塞。这些情况是否可以通过对传统烤瓷牙设计优化改进呢？本课题组设计了一款多用途牙冠大大地降低了食物嵌塞发生率。通过近5年的临床使用，不断优化改进，多用途牙冠基本成型。在解决食物嵌塞问题上迈出了有效的一步。

多用途牙冠不仅具有灵活改变邻接关系的能力，也可以用于半固定桥设计。用一个简单的例子说明：某患者第一磨牙缺失，种植修复后同侧双尖牙缺失，修复的方案是双尖牙植入2颗种植牙或者植入1颗种植牙与原来的第一磨牙联合修复。第一种方案费用较高，会限制部分患者的选择，而且第一磨牙与第二双尖牙间有食物嵌塞风险；第二种方案中选择拆除原来牙冠，也会涉及费用问题。如果使用了多用途牙冠设计，就可以增加一种选择——半固定桥设计，既考虑了患者的费用，也可以有效预防食物嵌塞的发生。

在多用途牙冠的实践过程中，我们发现了一些问题，提升了一些认识。以往总是简单地认为食物嵌塞就是牙间缝隙引起的，但实际上，食物嵌塞与缝隙的关系并不是问题产生的全部原因。食物嵌塞更多地反映了咀嚼功能的变化，包括发生部位、基本条件以及发生状态的变化。当然，多用途牙冠在食物嵌塞问题方面仍然可以发挥很重要的作用，但不是最初的关闭缝隙这一维度。多用途牙冠并没有改变牙冠的完整性，只是具有减少崩瓷风险的能力和灵活的邻接关系调整能力。多用途牙冠是一种缺陷设计，但就是这种设计扩展了牙冠的功能。有时候完美是一种缺陷，有时候缺陷又是一种完美。

宋光保　张育廷

目录

001/ 第一章
数字化多用途牙冠前期研究与发展

031/ 第二章
种植牙邻接触丧失的发生机制、危害与应对策略

055/ 第三章
数字化多功能牙冠制作

063/ 第四章
数字化多用途牙冠的临床应用

081/ 第五章
食物嵌塞的综合分析与处理路线图

097/ 第六章
多用途牙冠病例精选

第一章

数字化多用途牙冠前期研究与发展

随着口腔种植技术的不断发展，种植修复已逐渐成为治疗部分或完全无牙患者的重要方案。然而，在种植修复的临床应用中，种植体与邻接天然牙的邻接关系丧失（proximal contact loss，PCL）问题，成为一项较为常见的并发症。PCL不仅影响种植修复体的功能稳定性，还容易引发食物嵌塞、种植体周围的软硬组织炎症，甚至导致修复失败。因此，如何有效预防和处理PCL问题，成为当前口腔修复学领域的重要研究课题。

近年来，随着数字化技术的不断进步，数字化牙冠作为一种新型的修复体设计方法，逐渐在临床中展现出独特的优势。与传统的修复体设计相比，数字化牙冠能够通过精准的数字化扫描和设计，实现更加精细的邻接关系调整。这一技术不仅能够有效解决因PCL引发的食物嵌塞问题，还能减少传统修复中频繁拆卸修复体的需要，从而降低患者的治疗成本和不适感。

本章将围绕数字化牙冠的研究与发展，系统探讨其在解决种植修复中的PCL问题。通过回顾数字化牙冠的设计原理、前期临床研究成果以及技术优势，分析其如何突破传统修复方法的局限，为临床治疗提供更加便捷、高效的解决方案。我们还将展望这一技术在未来口腔修复中的广阔应用前景，尤其是在提高治疗效果和患者满意度方面的重要作用。

1. 种植体与天然牙的邻接关系丧失是种植体支持修复体中常见的并发症

1.1 定义与背景

牙齿种植技术，作为当代的医学技术，已逐渐成为针对部分或完全无牙患者的首选治疗方案[1]。随着这一技术在口腔临床医学领域得到广泛推广与应用，术后的并发症问题也引起了医学界的广泛关注。种植修复后的各种并发症常引起患者不适，甚至可导致种植治疗失败。因此，如何有效预防及处理种植修复后的并发症也是口腔临床研究的热点之一。近期，多篇研究提到邻接关系丧失 PCL 是种植固定式义齿的一个常见并发症[2-19]。既往研究数据显示，种植固定式义齿与其相邻天然牙之间 PCL 的发生率介于 13.3% 至 65% 之间[2-5, 8, 11, 12, 20, 21]（图 1-1）。

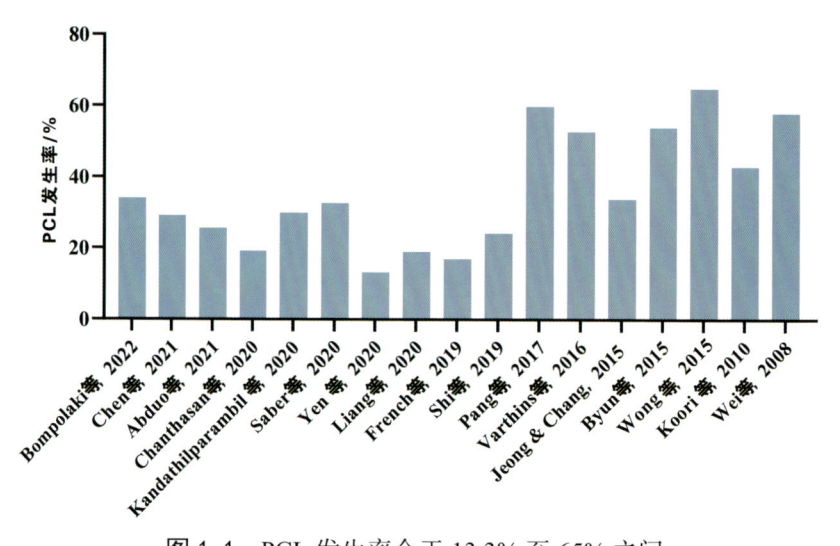

图 1-1　PCL 发生率介于 13.3% 至 65% 之间

1.2 临床意义

由邻接关系丧失引起的食物嵌塞问题引起了广泛关注。一项涉及 4325 个种植体的回顾性研究指出，PCL 可能会引发种植体周围黏膜炎的风险[9]。此外，根据以往的研究数据，大约有 40% 的种植固定式义齿出现了食物嵌塞的情况[11]。值得注意的是，在存在 PCL 的组别中，食物嵌塞的发生率高于无 PCL 的组别 2.2 倍[5]。我们的研究进一步印证了，通过有效地关闭牙齿间隙，食物嵌塞的现象可以得到显著的缓解[12]。这一系列研究结果均强调了食物嵌塞与 PCL 之间的紧密联系。而长期的食物嵌塞，可能会使患者牙齿出现位移，还可能导致龋齿和牙周病等复杂问题[22]。

1.3 PCL 的发生可能与多种因素有关

此外，并不是所有接受种植固定式义齿治疗的患者都会出现这种问题。在我们对接受种植固定式义齿治疗的患者进行的长期观察中，不是所有区域的修复体都出现了 PCL。PCL 可能与多种因素有关，如年龄、性别、咬合时间、邻接牙齿状态、咬合对位、种植位置、牙周健康、口腔卫生和功能习惯等[4, 5, 7, 8, 11, 20, 23]。目前多数学者认可生理性近中漂移是 PCL 发生的主要原因。

1.3.1 PCL 的发生可能与生理性近中漂移有关

相邻牙齿在处于生理静止状态时，它们之间的接触是最轻微的。但在咀嚼时，由于压力，牙齿会稍微下移并与其邻接牙齿产生接触[24-26]。咀嚼结束后，牙齿会恢复到原始位置。从长期来看，这样的重复接触可能导致邻接牙齿之间产生间隙。许多研究都指出，牙齿存在向近中方向移动的趋势，这是由于前向咬合力导致[22]，也有关于后向咬合力的报道，但它比前向咬合力小很多[27]。相对而言，缺少牙周组织的种植修复体与天然牙齿受到咬合力时的响应是不同的[28]。一般来说，与天然牙相比，种植修复体在咀嚼时的上下移动幅度更小（5~28微米）[29, 30]。如果种植体固定不动，当邻接牙齿向近中方向移动时，可能会在天然牙与种植修复体之间形成一个空隙。许多专家认为，这一现象的最主要原因可能是相邻牙齿的生理性近中漂移[2, 5, 31]，但这并不能完全解释为何在种植体的远中也会出现PCL[2, 4, 5, 8, 11, 20]。我们的前期研究也发现，与种植体近中的PCL的发生率（26.97%）明显高于远中（8.33%）[12]。尽管许多研究都指出，天然牙齿的近中方向漂移是PCL的主要原因，但在修复体的远侧也发现了PCL，这不能完全归因于生理性的近中方向漂移。这意味着PCL并非由单一因素导致，但其具体原因尚不明确。即使一次满意的治疗后邻接关系丧失仍可能会反复出现。

1.3.2 PCL的发生可能与修复冠带来的异常张力有关

Ren[7]等人的研究表明，故意增加邻接紧密度并不是一个稳定的过程。这提示PCL的早期发生可能与在修复体戴入口腔时产生的残余应力有关。不均衡的接触强度可能导致相邻天然牙的移动和随后的咬合干扰。这可以部分解释为什么PCL在早期会发生，因为牙周组织可能在几周内对正畸力做出反应。

1.4 既往研究PCL的特征总结

1.4.1 修复体近中PCL发生率更高

在PCL的相关研究中，共有17项研究对修复体或修复体近远中面的PCL发生率进行了测量[2-6, 8-12, 21, 32-37]。修复体近中和远中PCL的患病率存在显著差异[2, 4-9, 21, 32, 35-37]，修复体的近中更早且更频繁地出现PCL[2, 4-9, 21, 32, 33, 35-37]。近中PCL出现的频率是远中的2~7倍[2, 4, 5, 8, 9, 32, 36, 37]。总的来说，修复体近中 PCL 的风险更高，但远中也存在这一风险（图 1-2）。

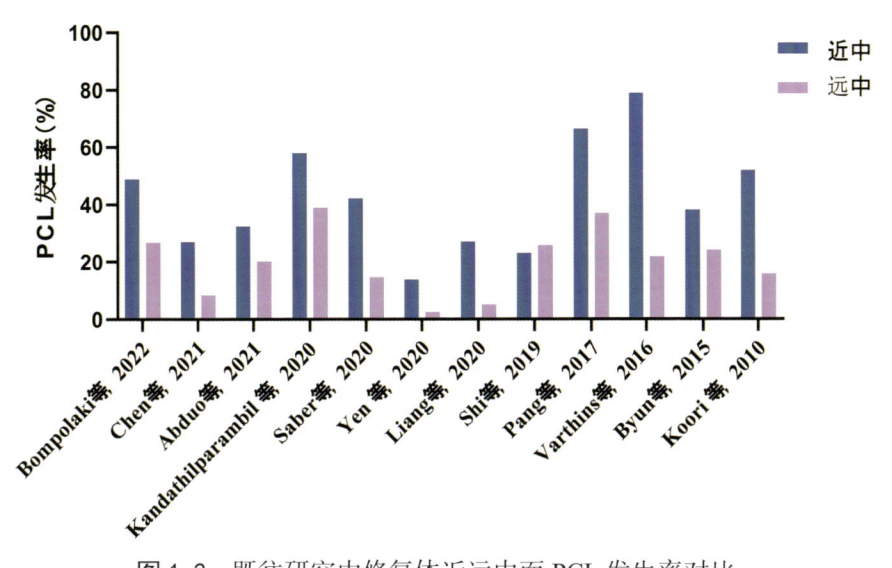

图 1-2　既往研究中修复体近远中面 PCL 发生率对比。

1.4.2　PCL 的发生率与修复体使用时间成正相关

既往研究数据显示，PCL 可能在非常短的时间内出现，修复体在 3 个月[3, 7]、4 个月[37] 和 6 个月[11] 后可能会首次出现 PCL。然而，Yen[21] 等的研究发现，PCL 最晚可在戴牙后 90 个月后出现。这表明这些 PCL 可能不仅仅是邻牙的即时反应，而可能与长期因素有关[2, 4, 38]。

3 个月、4 个月、6 个月的 PCL 发生率分别为 11%[9]、12.5%[2] 和 24.3%[10]。通过对这些研究的综合分析，普遍发现随着修复体的使用时间增加，PCL 的发生率也在逐渐上升[2-5, 7, 9, 11, 21, 32, 33, 37]。Byun[5] 等人报道，在 5 年后，PCL 的患病率为 34%，并且这一比例在接下来的 13 年内持续增加，其中 50% 的近端接触在 9 年内丧失。Pang[2] 等人进行了 7 年的随访，1 年内患者累积出现邻接关系丧失率为 12.5%，3 年时则高达至 47.6%，5 年时在累积邻接关系丧失率为 80.8%。由此可见，种植修复体的邻接关系丧失进展是持续发生的,其高发病率值具有累积效应。Liang[37]等的研究也发现,随着时间的推移,PCL 发生的概率可能在 8 至 10 年内增加 3 倍。PCL 率报告中的显著差异可能是由于评估方法、操作者的主观评估、研究的持续时间以及研究设计的差异所导致的。

1.5 其他的相关因素与 PCL 发生率的关系不明确

部分研究指出 PCL 的出现与年龄有显著关联[3, 9]。老年人 PCL 的发生率较高,这可能与他们牙齿的活动性相对年轻人增加有关[2, 11],这一现象在 50 岁以上的患者中更为明显[9]。但其他几项研究认为,PCL 发生率与年龄没有相关性[32, 36]。

PCL 还可能与相邻天然牙牙槽骨吸收程度相关[2]。既往研究指出,老年人中邻接关系丧失的发生率较高,这可能与这个年龄段牙齿活动性增加有关[11, 24]。此外,邻接关系丧失与相邻牙牙槽骨吸收程度存在相关性[2],这与我们的研究发现一致[12]。但统计相邻牙本身牙周情况与 PCL 发生关系的研究较少,还需要更多的临床数据证实。但 PCL 本种植体周围骨吸收的影响并不明确,也有研究认为 PCL 不会造成种植体周围骨吸收,只会导致种植体黏膜炎[5, 9, 21]。

上颌及下颌 PCL 发生率是否有差异,不同研究其结论不同。French[9]等、Shi[10]等以及 Koori[4]等的研究认为下颌 PCL 发生率显著高于上颌,而 Pang[2]等的研究认为上颌 PCL 发生率更高,其他研究则认为上下颌 PCL 发生率没有明显差异[5, 12, 21, 32, 36]。

1.6 PCL 会引起食物嵌塞,降低患者满意率

近期,由 PCL 引起的食物嵌塞问题引起了口腔医生的广泛关注。从长期临床观察发现,引起患者不适的主要是垂直型食物嵌塞,而食物嵌塞又

极大地降低了患者对修复体的满意程度，增加了龋齿的风险、牙周探诊深度，并导致邻接关系丧失区域的牙槽骨进行性丢失[39,40]。我们的前期研究也进一步证明，通过关闭PCL可以显著降低食物嵌塞的发生率[12]。存在PCL的患者，更明显地感受到食物嵌塞的问题。Bompolaki[32]等的研究表明，PCL的人群中，有高达43.8%的人有食物嵌塞的困扰。这与Varthis[8]等人的研究相吻合，他们发现在PCL的患者中，有40%经常反映食物嵌塞的问题。部分研究没有统计食物嵌塞与PCL的关系，只是记录了食物嵌塞的患者数在病例总数中的占比[35]。

PCL与探诊出血（bleeding on probing，BOP）之间存在相关性，在PCL区域有较高的黏膜炎指数[9]。一项关于4325个种植体的回顾性研究表明，PCL可能导致种植体周围黏膜炎[9]。Bompolaki[32]等发现PCL的修复体与邻接紧密的修复体之间，远舌侧表面的BOP存在显著差异。Saber[36]等的研究发现，PCL区域BOP的发生率是接触紧密区域的2.24倍。我们的前期研究也发现，关闭间隙后可以有效改善种植体黏膜炎的症状[12]。

筛选出了17篇与PCL相关的研究文章，并将这些研究的报告数据整理汇总到表1-1、表1-2中。

表 1-1 PCL 既往发表研究的基本情况

作者	研究类型	纳入病例数	年龄（平均年龄或范围）	性别（男/女）	接触面(n)	判断标准	PCL	观察时间
Bompolaki 等，2022[32]	回顾性	83	63.5±11.4 岁 $P=0.326$	29/54 $P=0.286$	未提及	牙线	34.1%	4 个月至 10.6 年 $P=0.041$**
Chen 等，2021[12]	前瞻性	89	54.25±10.65 $P=0.57$	47/42 $P=0.08$	149	牙线	29.2%	3 年
Abduo 等，2021[33]	前瞻性	35		未提及	71	牙线	25.7%	2 年
Chanthasan 等 2020[34]	回顾性	132	55.6±12.03	57/75	302	牙线	19.2%	3～168 个月
Kandathilparambil 等 2020[35]	回顾性	40	18～50	未提及	未提及	金属条 50 μm	30%	1 年
Saber 等，2020[36]	回顾性	83	57.54±11.33 无统计学差异	36/47	183	牙线 70 μm	32.8%	3 个月～5 年
Yen 等，2020[21]	回顾性	147	25-85 $P=0.225$	77/70 $P=0.255$	296	标准化 X 线片（大于 50 μm）	13.3%	平均 3.1 年

续表

作者	研究类型	纳入病例数	年龄（平均年龄或范围）	性别（男/女）	接触面 (n)	判断标准	PCL	观察时间
Liang 等，2020[37]	回顾性	317	54.22 $P=0.0212$*（卡方）	120/197 无统计学差异	850	牙线	19%	3个月~18.2年 $P=0.0002$**
French 等，2019[9]	回顾性	未提及	未提及	未提及 无统计学差异	4325	牙线 50μm	17%	0.25~21.6年 $P<0.001$**
Shi 等，2019[10]	前瞻性	74	43.6	28/46 $P=0.21$	144	牙线	24.3%	1年
Pang 等，2017[2]	前瞻性	150	58.36 $P=0.100$*	67/83 $P=0.245$	299	金属片 50μm	59.9%	2~7年
Varthins 等，2016[8]	回顾性	128	19-91	未提及	174	牙线 70μm	52.8%	3个月~11年
Jeong & Chang，2015[6]	回顾性	100	56	55/45 $P=0.431$	215	牙线	33.95%	3~156个月
Byun 等，2015[5]	回顾性	94	56 $P=0.054$	50/44 $P=0.431$	191	牙线	34% 开放 20% 宽松	3个月~13年 $P=0.034$**

续表

作者	研究类型	纳入病例数	年龄（平均年龄或范围）	性别（男/女）	接触面 (n)	判断标准	PCL	观察时间
Wong 等, 2015[11]	回顾性	45	45±11 $P=0.031*$	18/27 无统计学差异	66	Tofflemire 38 μm	65%	6个月-12年 $P=0.002**$
Koori 等, 2010[4]	回顾性	105	20-78 $P=0.047*$	38/67 $P=0.652$	186	金属垫片条 50 μm	43%	1个月~123个月
Wei 等, 2008[3]	回顾性	28	58.6±6.5	未提及	55	金属垫片条 50 μm	58%	2.2年

* 与 PCL 发生率有统计学差异
** PCL 发生率与修复体使用时间显著相关

表 1-2　PCL 与食物嵌塞、BOP、骨吸收以及患者满意度的影响。

作者	PCL	PCL 位置（近中/远中）	修复体位置（前磨牙/磨牙）	修复体位置（上颌/下颌）	食物嵌塞	BOP	邻牙骨高度/种植体骨吸收
Bompolaki 等, 2022[32]	34.1%	48.8%/26.7% $P<0.001*$	35.8%/55.6% $P=0.041*$	45.5%/51% $P=0.566$	43.8% $P=0.014*$	$P=0.019*$	未提及

续表

作者	PCL	PCL 位置（近中/远中）	修复体位置（前磨牙/磨牙）	修复体位置（上颌/下颌）	食物嵌塞	BOP	邻牙骨高度/种植体骨吸收
Chen 等，2021[12]	29.2%	26.97%/8.33% $P=0.01*$	未提及	24.24%/32.14% $P=0.43$	80.8% $P=0.00*$	73.08% $P=0.00*$	40%的邻牙修复时存在牙槽骨水平吸收 $P=0.00*$
Abduo 等，2021[33]	25.7%	32.4%/20.0% $P=0.26$	未提及	未提及	无	52.9%（没有统计与PCL的关系）	0.76 ± 0.71（没有统计与PCL的关系）
Chanthasan 等 2020[34]	19.2%	未提及	未提及与PCL的关系	未提及与PCL的关系	79.5%	25.86%	未提及
Kandathilparambil 等 2020[35]	30%	57.9%/38.9%	未提及	未提及	30%（没有统计与PCL的关系）	未提及	未提及
Saber 等，2020[36]	32.8%	42.1%/14.5% $P<0.05*$	未提及 无统计学差异	未提及 $P=0.714$	61.5% $P=0.001*$	40.7% $P=0.024*$	0.73 ± 0.78 $P=0.017*$
Yen 等，2020[21]	13.3%	13.7%/2.34% $P=0.001*$	未提及	14.3%/12.2% $P=0.708$	未提及	未提及	9.3% 骨丢失>50% 8.6% 骨丢失≤50% $P=0.856$

续表

作者	PCL	PCL 位置（近中/远中）	修复体位置（前磨牙/磨牙）	修复体位置（上颌/下颌）	食物嵌塞	BOP	邻牙骨高度/种植体骨吸收
Liang 等, 2020[37]	19%	27%/5%	未提及	未提及	55.41% $P<0.0001*$	未提及	未提及
French 等, 2019[9]	17%	未提及	19%/18% $P=0.56$	15%/20% $P<0.001*$	未提及	47% $P=0.005*$	0.44 ± 0.81 无统计学差异
Shi 等, 2019[10]	24.3%	23%/25.7% $P>0.05$	23.5%/25% $P=0.87$	9.1%/37.2% $P<0.01*$	未提及	未提及	未提及
Pang 等, 2017[2]	59.9%	66.2%/36.9% $P=0.000*$	未提及	66.4%/55.4% $P=0.018*$	未提及	未提及	邻牙剩余骨量与 PCL 发生率 <1/8 40.6% 1/8~2/8 59.2% 2/8~3/8 64.5% 3/8~4/8 80% 4/8<50% $P=0.003*$
Varthins 等, 2016[8]	52.8%	78.8%/21.8%	未提及	57.9%/49%	40%	未提及	未提及
Jeong & Chang, 2015[6]	33.95%	$P=0.05$	未提及	未提及	44.7% $P=0.009*$	无统计学差异	无统计学差异

续表

作者	PCL	PCL 位置（近中/远中）	修复体位置（前磨牙/磨牙）	修复体位置（上颌/下颌）	食物嵌塞	BOP	邻牙骨高度/种植体骨吸收
Byun 等,2015[5]	34% 开放 20% 宽松	38%/24% $P=0.048^*$	未提及	30.8%/37.0% $P=0.326$	63% $P=0.02^*$	43.1% $P=0.764$	0.88±1.11 $P=0.390$
Wong 等,2015[11]	65%	65%/未提及	未提及	未提及	40%	未提及	未提及
Koori 等,2010[4]	43%	51.8%/15.6% $P=0.000^*$	未提及 $P=0.249$	24.1%/33.0% $P=0.023^*$	无统计学差异	未提及	未提及
Wei 等,2008[3]	58%	58%/未提及	65.4%/52%	66.6%/54.1%	未提及	未提及	未提及

* 与 PCL 发生有统计学差异

2. 数字化牙冠的研究进展

2.1 背景与意义

对于种植牙来说，随着时间的推移，由于天然牙可能会发生移位、牙周炎导致的松动或损伤，邻近的牙齿之间会逐渐产生间隙，这可能导致食物嵌塞问题。食物嵌塞被认为是牙齿固定修复后最常见的并发症之一。长期的食物嵌塞容易导致牙齿和牙周组织的损害，还可能引起种植体周围的炎症和牙槽骨吸收，对种植体的长期稳定性和外观造成不良影响，降低患者的咀嚼舒适度，影响生活质量。

目前的烤瓷种植修复设计存在一些问题。如果天然牙出现移位，对于可拆卸的螺丝固位修复，需要重新进行模型取模并送至工厂进行加工。这意味着患者需要多次往返，而且在此期间无法使用种植体修复。而对于粘接固位的种植上部结构，通常无法完全拆卸，需要彻底破坏才能重新进行模型取模，而拆卸过程可能会对基台和种植体的稳定性产生不良影响。

天然牙本身或邻牙的松动和移位，以及可能出现的边缘瓷破损、邻牙牙体组织损伤等原因可能导致接触点变得松散，从而引发食物嵌塞问题。对于全冠烤瓷修复设计而言，如果出现食物嵌塞，通常需要完全拆除原有的牙冠并重新制作，这个过程可能会对牙体和牙周组织造成损害，并且会增加额外的费用。

在临床实践中发现，食物嵌塞问题通常随着患者的咀嚼时间增加而反复出现。多次拆卸和重新制作修复体会增加患者的费用，并可能对医患关系产生负面影响。因此，迫切需要一种种植牙制造方法，通过这种方法制造出的种植牙具有高精度，可重复使用，能够快速、简便地解决食物嵌塞问题，同时不会破坏修复体。

2.2 解决方案文献回顾

目前解决修复体邻接关系丧失的常见临床方法为拆除修复体加瓷或重做。Varthis[8]等建议粘接固位的修复体使用临时粘接剂，以便后期取出修理。但由于临时粘接剂本身的强度低、粘接性差，导致修复体后期易脱落[41]。不仅增加了患者复诊次数，还增加了误吞的风险。而使用永久粘接剂粘接，又容易造成修复体拆卸困难，在拆卸过程中对基台和种植体的稳定性产生不良影响。Liu[42]等人描述了一种临床椅旁技术，用于在随访中通过将复合树脂黏合到种植修复体上，以关闭天然牙与修复体之间的间隙，但需要将修复体完整拆卸。目前受多数专家学者认可的是使用易拆卸的螺丝固位的修复体。但螺丝固位对种植体的位置要求较高，并非适用于所有情况。同时受到铸造工艺精度、患者咬合力等原因影响，还可能出现修复体松动、封口材料脱落等并发症。

除了更换种植修复体以外，调改牙冠外形以及调𬌗也是常见的处理方式。但这种技术对于普通临床医生来说操作要求高，难度大，不易掌握，并且调改的效果往往也不稳定。若切削完整无明显缺损的相邻天然牙，行牙体充填或冠修复，则不符合如今微创的治疗理念。同时更换种植修复体，或者更换相邻天然牙的冠修复体，都会增加较多的治疗费用，患者往往难以接受。

佩戴真空保持器是一种旨在减少咀嚼应力并保持牙齿及其修复体稳定性的简易方法。多篇研究认为，佩戴保持器能够降低种植修复体与相邻牙齿之间的 PCL 发生率[8, 35, 43]。但鉴于相关文献资料的有限，还需要进一步研究来验证。

我们在总结传统治疗方式的基础上，阐述了设计改进的一种数字化牙冠，提供了一种无需拆卸牙冠就可解决 PCL 的便捷式处理方法（图 1-3）。传统的处理方法通常需要在出现不良的邻接关系时对邻接牙或修复体进行调整，以重新建立接触点。然而，这种传统方法存在一些问题，包括耗时，并且使用时间超过 1 年的修复体难以通过在邻面加瓷来重建邻接关系。最近，有研究描述了一种临床上使用的方法[42]，即通过将复合树脂粘结到瓷修复体上来恢复邻接关系。但是，这种方法的前提是修复体必须是可拆卸的。

采用的数字化牙冠具有显著优势，它可以在口内方便地建立新的接触点，无需取出修复体。更重要的是，这种临床处理方法不仅可以节省患者的时间，还可以减少他们额外的医疗费用。

数字化牙冠在铸造过程中考虑了预留的倒梯形金属凹槽，同时内部仍然填充了烤瓷材料。由于金属凹槽底部具有良好的支撑性能，因此当出现邻接关系丧失时，可以在临床操作时去除烤瓷充填物，并使用纳米树脂重新填补间隙，有效解决了因 PCL 引起的食物嵌塞问题。

总的来说，数字化牙冠为解决邻接关系丧失提供了一种更加便捷、高效的方法，同时提高了患者的治疗体验。它有效解决了 PCL 引起的食物嵌塞问题，为口腔修复领域带来了创新和便利。随着技术的不断发展，数字化牙冠有望在口腔医学中得到更广泛的应用。

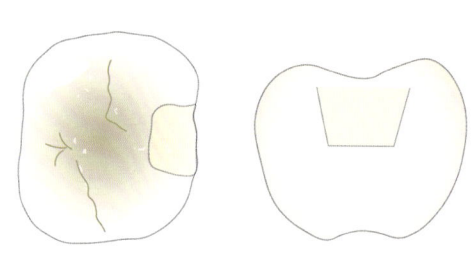

图 1-3　数字化牙冠示例

与传统的种植体修复相比，数字化牙冠可以在椅旁调整，之后还可进行多次微调（图1-4）。由于修复邻接关系丧失的步骤既简单又经济，因此相比更换新的修复体，患者更倾向于这种方法。

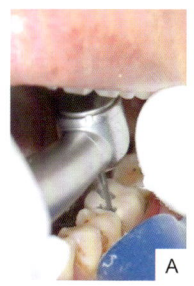

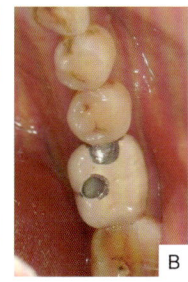

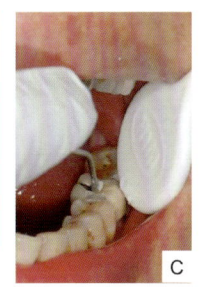

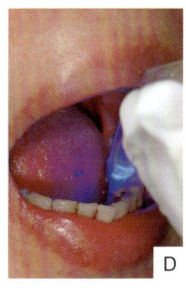

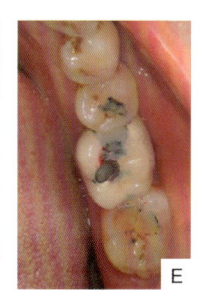

图1-4 重新建立邻接关系。出现食物嵌塞后可使用高速涡轮手机去除充填材料，口内使用树脂重塑邻接关系
A 使用高速涡轮手机在口内去除烤塑材料；B 去除材料后嵌体槽形态；
C 纳米树脂充填；D 光固化灯进行材料固化；E 调整咬合

2.3 数字化临床研究进展

数字化牙冠自2017年开始在临床试点研究，临床研究方案已在中国临床试验注册中心注册（ChiCTR1800017650），并获得南方医科大学口腔医院伦理委员会批准（2017[01]）。2018年获得广东省卫健委批准进行项目推广，2020年获得广东省医学科研基金支持，进行下一步临床研究及力学测试。数字化牙冠的制作方法已获得国家发明专利授权2项，本制作方法短期研究成果已于2019年发表，前瞻性研究成果于2021年发表。这些成就表明数字化牙冠在口腔医学领域具有广泛的临床应用前景，为口腔种植修复领域带来了重要的创新和进展。

2.4 数字化牙冠的设计

在早期没有数字化牙冠的情况下，当临床上出现PCL时，我们尝试在修复体上准备Ⅱ类洞型，并使用纳米树脂进行充填（图1-5）。然而，随着时间的推移，我们遇到了一个问题，即洞底壁的烤瓷层无法承受树脂所受的咬合力，导致牙冠上的崩瓷充填物脱落，这不仅影响了修复体的稳定性，还导致了临床上的食物嵌塞问题。正是基于这一经验和问题的发现，我们开始思考是否有一种更有效的方法来解决 PCL 的问题，从而引出了数字化牙冠的概念。

数字化牙冠的设计灵感正是来源于这一临床挑战。我们意识到，通过在牙冠的设计中预留较长的金属底壁，可以提供更稳固的支撑，能够承受咬合力。这意味着当出现 PCL 时，可以在临床操作中轻松地去除烤瓷充填物，并使用纳米树脂重新填补间隙，而无需拆卸整个牙冠。这一概念的提出为解决 PCL 引起的问题提供了一种更便捷和有效的方式，同时也为数字化牙冠的发展奠定了坚实的基础。通过这种创新性的方法，我们为患者提供了更便利的口腔修复解决方案，改善了治疗效果，并提高了患者的口腔健康和舒适度。

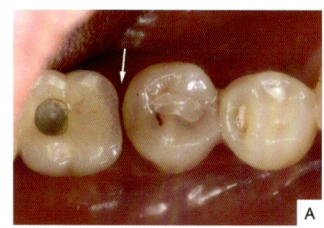

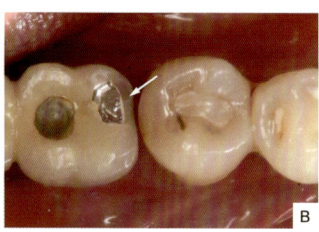

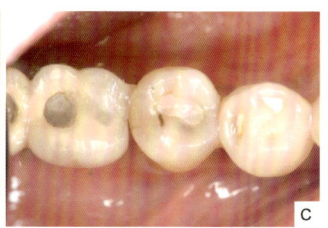

图 1-5　A　牙冠因 PCL 导致食物嵌塞；B　预备 II 类洞型，此时底壁为烤瓷材料，承托力较差；C　树脂充填

第一代数字化牙冠的开发经历了一系列的改进和调整。最初，这些数字化牙冠的金属边框与咬合面齐平，但很快我们注意到这种设计在美学方面存在一些不足。为了提高美学性，我们进行了后续的改进，将金属边框下沉至咬合面以下，以保证牙冠的整体美观性。这一改进使得数字化牙冠

的外观更加符合患者的期望，提高了患者的满意度（图1-6）。

然而，在2017年后经过1年的临床观察后，我们发现部分数字化牙冠的充填材料从嵌体槽上脱落的情况。经过仔细检查，我们发现这一问题的根本原因在于不同技师在手工制作嵌体槽时存在操作理念的差异，导致嵌体槽的参数无法保证标准化。这一问题引发了我们对数字化牙冠制作流程的进一步改进，旨在提高制作的一致性和可重复性，以确保充填材料的稳固性。这一经验也反映出数字化牙冠制作的复杂性和不断优化的需求。

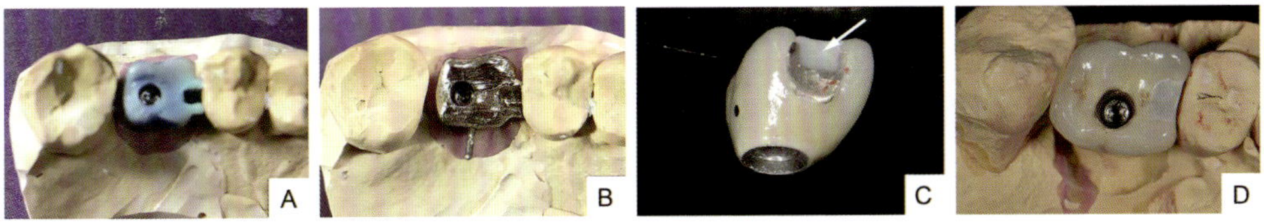

图1-6　第一代数字化牙冠
A　蜡型图，嵌体槽由技师手工制作；B　牙冠包埋铸造后的情况；C　牙冠邻面图，嵌体槽内充填材料为烤塑；D　牙冠咬合面图

第二代数字化牙冠的开发针对第一代存在的问题进行了改进。我们的研究发现，牙周健康的年轻患者PCL发生率较低，年轻患者以及邻牙无明显骨吸收的患者中邻接关系丧失的概率都相对较低。因此，对于年轻的患者（35岁及以下），邻接关系丧失的发生率相对较低，可以选择在嵌体槽内使用瓷材料，从而避免与树脂老化相关的问题。当出现邻接关系丧失时，可以将瓷材料去除并在椅旁用树脂填充，从而更好地满足患者的治疗需求。

为了提高数字化牙冠的制作质量，我们与3D打印公司合作，采用了标准化的制作嵌体槽的方法。这一改进使得制作过程更加规范化，有助于提高槽的质量和稳定性，从而确保充填材料的牢固固定。

为了适应不同患者的需求，我们还预制了4种规格的嵌体槽，覆盖了常见的前磨牙和磨牙尺寸（图1-7）。这样，我们可以根据患者的具体情况选择合适的嵌体槽规格，以确保修复体的贴合度和稳定性。

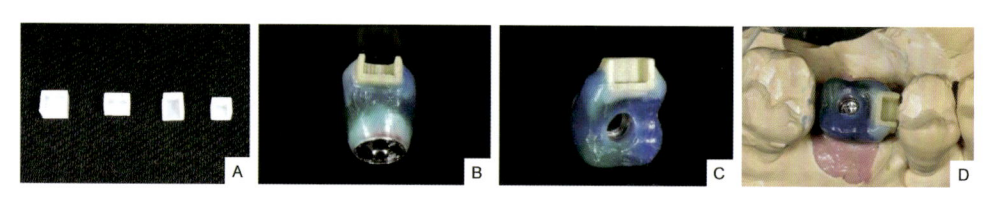

图 1-7　第二代数字化牙冠
A　3D打印成品塑料槽；B、C、D　嵌入牙冠进行铸造，能保证超硬树脂（MDA）槽的尺寸大小符合设计，减少因技师制作习惯和熟练度带来的误差。

此外，我们进行了数字化牙冠的力学检测，并得到了广东省医学科研基金的支持。相关研究结果于2021年发表[12]，这些研究成果进一步验证了数字化牙冠在临床应用中的可行性和优势。这一进展为数字化牙冠的推广和应用提供了更多的科学依据和技术支持。

第三代数字化牙冠是口腔数字化修复技术，它结合了尖端的数字制造过程和人工智能分析，致力于满足患者的个性化修复需求。基于前两代技术的基础，并利用最新的口腔数字化科技创新，这一代牙冠为患者提供了更为精准、个性化且质量更优的修复方案。

通过先进的数字化口腔扫描技术，医生能够获取口腔内部结构的高分辨率三维图像，这些图像能为计算机辅助设计（CAD）软件提供详尽的数据基础，以设计出量身定制的牙冠。这个过程摒弃了传统的模具制造步骤，从而增强了修复体的贴合度和舒适度，并缩短义齿加工时间。当修复出现PCL导致的食物嵌塞问题，椅旁磨去嵌体槽内的充填材料，通过口腔数字化扫描，结合3D打印技术，可以当天完成邻面重塑，无需拆除牙冠。个性化设计进一步综合了患者的口腔解剖特征和具体需求，考虑了咬合、美观和牙龈轮廓等因素，以制作出高度定制化的修复方案。这种精确性确保了修复体的功能性和提高了患者的满意度。

数字化牙冠技术的另一大优势在于云端数据的运用，它解决了传统石膏模型存储困难的问题，方便了牙齿位置变化的记录，并缩短了模型的物流运输时间。此外，对于外地患者来说，云端数据共享极大地节省了成本和时间。

现有的研究表明，AI可以通过学习大量的口腔健康数据来优化治疗方案，其预测模型能够在设计之初预见到潜在的结构问题和功能障碍，从而在制造之前做出调整。长期数据的保留与分析，不仅能够对治疗效果进行长期跟踪，还能通过数据挖掘揭示不易觉察的健康趋势或疾病风险，为未来的预防性治疗提供依据。人工智能的融入为这一技术增添了新的维度。AI算法不仅能辅助医生进行更加精准的修复体设计，而且可以通过对口腔扫描数据的深入分析，识别潜在的问题并提出优化建议。这一点不仅提升了工作效率，还提高了修复方案的准确性，降低了错误的概率。

综上所述，第三代数字化牙冠将数字化技术、个性化设计与人工智能相结合，为口腔修复领域带来革命性的改变，不仅提高了治疗的精确性和效率，而且为患者的口腔健康和生活质量的改善贡献了显著力量。随着科技的进一步进展，可以预见这一领域还将迎来更多创新性的发展。

此外，数字化牙冠为种植修复位点设计提供了新的可行性，可以以半固定桥的形式，减少患者的医疗费用。如图1-8所示，患者行44种植修复时，45已拔除，46有1度松动，为了使种植体位置平均分散，此时不在45位点种植。一年后46脱落种植，此时去除44远中嵌体槽中的充填物进行转移取模，形成44~46半固定桥。这样的44牙冠无需重新制作，可以减少手术的次数以及患者的医疗费用（图1-9）。

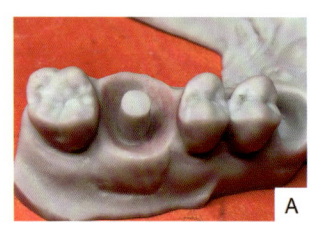

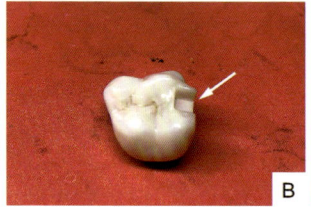

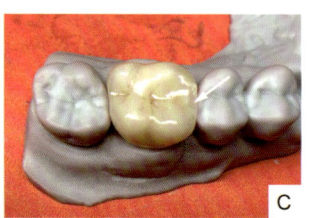

图 1-8　第三代数字化牙冠

A　氧化锆修复体；B　按照预制尺寸嵌体槽建模；C　嵌体槽内充填烤瓷材料。

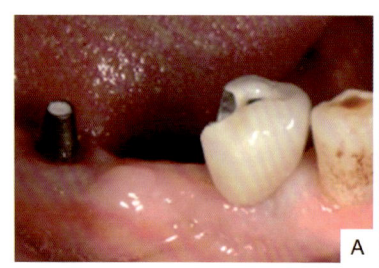

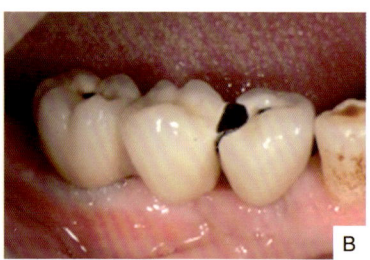

图 1-9　数字化牙冠提供了后期修改为半固定桥修复的可能性

2.5　小结与展望

研究 PCL 的发生原因目前仍然非常有限，然而，随着口腔数字化扫描技术的不断成熟，我们可以借助计算机技术来更深入地分析 PCL 的发生机制。通过对口腔数字模型进行高度精确的三维扫描和分析，我们可以记录和分析天然牙的移动规律，以识别潜在的 PCL 风险因素。这为制定个性化的牙冠设计和修复方案提供了有力支持。

AI 在口腔修复技术中的作用也是不可忽视的。借助 AI，我们可以从大数据中挖掘出口腔健康的关键信息，识别可能导致 PCL 的因素，并提供更精准的临床决策支持。AI 可以帮助口腔医生和技术人员更好地理解每位患者的口腔状况，为他们提供量身定制的治疗方案。

此外，AI 还可以加速口腔修复的设计和制造过程。它可以自动化进行修复体的设计，提高效率，减少错误，从而加快治疗进程。这意味着患者可以更快地获得高质量的口腔修复体，提高了治疗的便捷性和患者的满意度。

总之，口腔数字化扫描技术和 AI 在口腔修复技术中的应用为研究和解决 PCL 等问题提供了新的机会。这些先进的技术不仅可以帮助我们更好地了解口腔健康，还可以改善口腔修复的质量和效率，使患者受益。随着技术的不断发展，我们有望在口腔医学领域取得更大的突破。

2.6 数字化牙冠相关研究成果

1.宋光保、陈祈月、卢委英研发的"一种可调人工牙冠、种植牙"获得"2017 年国家发明专利"（ZL 201710476873.3）。

2.一种用于处理食物嵌塞的可调牙冠，2018 年度广东省卫生适宜技术推广项目。

3.陈祈月、宋光保、卢委英，刀俊峰、王亚敏研发的"一种种植牙制造方法"获得"2019 年国家发明专利"（ZL 201910220435.X）。

4.2019 年陈祈月、宋光保发表相关综述：种植固定修复后邻接关系丧失的研究进展。

5.2019 年陈祈月、王亚敏、刀俊峰等发表短期研究结果：新型修复体对种植固定修复后食物嵌塞治疗的短期效果观察。

6.2020 年广东省医学科研基金（A2020333）：种植固定修复后食物嵌塞的情况分析和解决方案。

7.2021 年发表三年前瞻性研究成果：A Single-Center Study of a Resin Inlay Dental Implant-Fixed Prosthesis for Closing Proximal Contact Loss in 89 Patients Who Underwent 3-Year Follow-Up.

参考文献

[1] MUDDUGANGADHAR B C, AMARNATH G S, SONIKA R, et al. Meta-analysis of failure and survival rate of implant-supported single crowns, fixed partial denture, and implant tooth-supported prostheses [J]. J Int Oral Health, 2015, 7(9) : 11-17.

[2] PANG N S, SUH C S, KIM K D, et al. Prevalence of proximal contact loss between implant-supported fixed prostheses and adjacent natural teeth and its associated factors: a 7-year prospective study [J]. Clin Oral Implants Res, 2017, 28(12): 1501-1508.

[3] WEI H, TOMOTAKE Y, NAGAO K, et al.Implant prostheses and adjacent tooth migration: preliminary retrospective survey using 3-dimensional occlusal analysis [J]. Int J Prosthodont, 2008, 21(4): 302-304.

[4] KOORI H, MORIMOTO K, TSUKIYAMA Y, et al.Statistical analysis of the diachronic loss of interproximal contact between fixed implant prostheses and adjacent teeth [J].Int J Prosthodont, 2010, 23(6): 535-540.

[5] BYUN S J, HEO S M, AHN S G, et al. Analysis of proximal contact loss between implant-supported fixed dental prostheses and adjacent teeth in relation to influential factors and effects.A cross-sectional study [J].Clin Oral Implants Res, 2015, 26(6): 709-714.

[6] JEONG J S, CHANG M.Food impaction and periodontal/peri-implant tissue conditions in relation to the embrasure dimensions between implant-supported fixed dental prostheses and adjacent teeth: A cross-sectional study [J].J Periodontol, 2015, 86(12): 1314-1320.

[7] REN S, LIN Y, HU X, et al. Changes in proximal contact tightness between fixed implant prostheses and adjacent teeth: A 1-year prospective study [J]. J Prosthet Dent, 2016, 115(4): 437-440.

[8] VARTHIS S, RANDI A, TARNOW D P. Prevalence of interproximal open contacts between single-implant restorations and adjacent teeth [J]. Int J Oral Maxillofac Implants, 2016, 31(5): 1089-1092.

[9] FRENCH D, NAITO M, LINKE B. Interproximal contact loss in a retrospective cross-sectional study of 4325 implants: Distribution and incidence and the effect on bone loss and peri-implant soft tissue [J].J Prosthet Dent, 2019, 122(2): 108-114.

[10] SHI J Y, ZHU Y, GU Y X, et al. Proximal contact alterations between implant-supported restorations and adjacent natural teeth in the posterior region: A 1-year preliminary study [J].Int J Oral Maxillofac Implants, 2019, 34(1): 165-168.

[11] WONG A T, WAT P Y, POW E H, et al.Proximal contact loss between implant-supported prostheses and adjacent natural teeth: A retrospective study [J]. Clin Oral Implants Res, 2015, 26(4): e68-71.

[12] CHEN Q, SHI Y, ZHANG Z, et al. A Single-center study of a resin inlay dental implant-fixed prosthesis for closing proximal contact loss in 89 patients who underwent 3-year follow-up [J]. Med Sci Monit, 2021, 27: e933809.

[13] BENTO V A A, GOMES J M L, LEMOS C A A, et al. Prevalence of proximal contact loss between implant-supported prostheses and adjacent natural teeth: A systematic review and meta-analysis [J]. J Prosthet Dent, 2023, 129(3): 404-412.

[14] ABDUO J, LAU D. Proximal contact loss between implant prostheses and adjacent natural teeth: A qualitative systematic review of prevalence, influencing factors and implications [J]. Heliyon, 2022, 8(8): e10064.

[15] CHENG L L. Proximal contact loss may be a frequent complication in implant-supported restorations [J]. J Evid Based Dent Pract, 2023, 23(1): 101838.

[16] FATHI A, MOSHARRAF R, EBADIAN B, et al. Prevalence of proximal contact loss between implant-supported prostheses and adjacent natural teeth: An umbrella review [J]. Eur J Dent, 2022, 16(4): 742-748.

[17] GHASEMI S, OVEISI-OSKOUEI L, TORAB A, et al. Prevalence of proximal contact loss between implant-supported fixed prosthesis and adjacent teeth and associated factors: A systematic review and meta-analysis [J].J Adv Periodontol Implant Dent, 2022, 14(2): 119-133.

[18] LIANG C H, NIEN C Y, LIANG H L, et al. Recurrence rate of proximal contact loss between implant restorations and adjacent teeth after proximal contact repair: A retrospective study [J].Int J Oral Maxillofac Implants, 2022, 37(3): 579-585.

[19] MANICONE P F, DE ANGELIS P, PAPETTI L, et al. Analysis of proximal contact loss between implant restorations and adjacent teeth: A 10-year retrospective study [J]. Int J Periodontics Restorative Dent, 2022, 42(1): 113-119.

[20] WAT P Y, WONG A T, LEUNG K C, et al. Proximal contact loss between implant-supported prostheses and adjacent natural teeth: A clinical report[J]. J Prosthet Dent, 2011, 105(1): 1-4.

[21] YEN J Y, KANG L, CHOU I C, et al. Risk assessment of interproximal

contact loss between implant-supported fixed prostheses and adjacent teeth: A retrospective radiographic study [J].J Prosthet Dent, 2022, 127(1): 86-92.

[22] GREENSTEIN G, CARPENTIERI J, CAVALLARO J. Open contacts adjacent to dental implant restorations: Etiology, incidence, consequences, and correction [J].J Am Dent Assoc, 2016, 147(1): 28-34.

[23] GOODACRE C J, BERNAL G, RUNGCHARASSAENG K, et al.Clinical complications with implants and implant prostheses [J]. J Prosthet Dent, 2003, 90(2): 121-132.

[24] PARFITT G J.Measurement of the physiological mobility of individual teeth in an axial direction [J]. J Dent Res, 1960, 39: 608-618.

[25] KASAHARA K, MIURA H, KURIYAMA M, et al. Observations of interproximal contact relations during clenching [J]. Int J Prosthodont, 2000, 13(4): 289-294.

[26] OH S H, NAKANO M, BANDO E, et al. Evaluation of proximal tooth contact tightness at rest and during clenching [J].J Oral Rehabil, 2004, 31(6): 538-545.

[27] VARDIMON A D, BECKMANN S, SHPACK N, et al. Posterior and anterior components of force during bite loading [J]. J Biomech, 2007, 40(4): 820-827.

[28] RICHTER E J.Basic biomechanics of dental implants in prosthetic dentistry [J].J Prosthet Dent, 1989, 61(5): 602-609.

[29] JEMT T. Measurements of tooth movements in relation to single-implant restorations during 16 years: a case report [J]. Clin Implant Dent Relat Res, 2005, 7(4): 200-208.

[30] ODMAN J, GRONDAHL K, LEKHOLM U, et al. The effect of osseointegrated implants on the dento-alveolar development. A clinical and radiographic study in growing pigs [J]. Eur J Orthod, 1991, 13(4): 279-286.

[31] VARTHIS S, TARNOW D P, RANDI A. Interproximal open contacts between implant restorations and adjacent teeth. Prevalence-causes-possible solutions [J]. J Prosthodont, 2019, 28(2): e806-e810.

[32] BOMPOLAKI D, EDMONDSON S A, KATANCIK J A. Interproximal contact loss between implant-supported restorations and adjacent natural teeth: A retrospective cross-sectional study of 83 restorations with an up to 10-year follow-up [J]. J Prosthet Dent, 2022, 127(3): 418-424.

[33] ABDUO J, LEE C L, SARFARAZI G, et al.Encode protocol versus conventional protocol for single-implant restoration: A prospective 2-year follow-up randomized controlled trial [J].J Oral Implantol, 2021, 47(1): 36-43.

[34] CHANTHASAN S, SUBBALEKHA K, PISARNTURAKIT P P. Association between food impaction and peri-implant soft tissue condition at proximal space between implant supported single crown and natural teeth; proceedings of the RSU International Research Conference, F, 2020 [C].

[35] KANDATHILPARAMBIL M R, NELLURI V V, VAYADADI B C, et al. Evaluation of biological changes at the proximal contacts between single-tooth implant-supported prosthesis and the adjacent natural teeth [J]. An in vivo study. 2020, 20(4): 378.

[36] SABER A, CHAKAR C, MOKBEL N, et al. Prevalence of interproximal contact loss between implant-supported fixed prostheses and adjacent teeth and its

impact on marginal bone loss: A retrospective study [J]. 2020, 35(3).

[37] LIANG C H, NIEN C Y, CHEN Y L, et al. The prevalence and associated factors of proximal contact loss between implant restoration and adjacent tooth after function: A retrospective study [J]. Clin Implant Dent Relat Res, 2020, 22(3): 351-358.

[38] KAIDONIS J A, RANJITKAR S, LEKKAS D, et al. Functional dental occlusion: an anthropological perspective and implications for practice [J]. Aust Dent J, 2014, 59 Suppl 1: 162-173.

[39] HANCOCK E B, MAYO C V, SCHWAB R R, et al. Influence of interdental contacts on periodontal status [J]. J Periodontol, 1980, 51(8): 445-449.

[40] PILCHER E S, GELLIN R G.Open proximal contact associated with a cast restoration-progressive bone loss: a case report [J]. Gen Dent, 1998, 46(3): 294-297.

[41] RINKE S, ROEDIGER M, EICKHOLZ P, et al. Technical and biological complications of single-molar implant restorations [J]. Clin Oral Implants Res, 2015, 26(9): 1024-1030.

[42] LIU X, LIU J, ZHOU J, et al. Closing open contacts adjacent to an implant-supported restoration [J]. J Dent Sci, 2019, 14(2): 216-218.

[43] ZENG B J, GUO Y, YU R Y. Effect of the vacuum-formed retainer on preventing the proximal contact loss between implant supported crown and adjacent natural teeth] [J]. Journal of Pekoing University(Health Sciences), 2018, 50(3): 553-9.

（陈祈月　王亚敏）

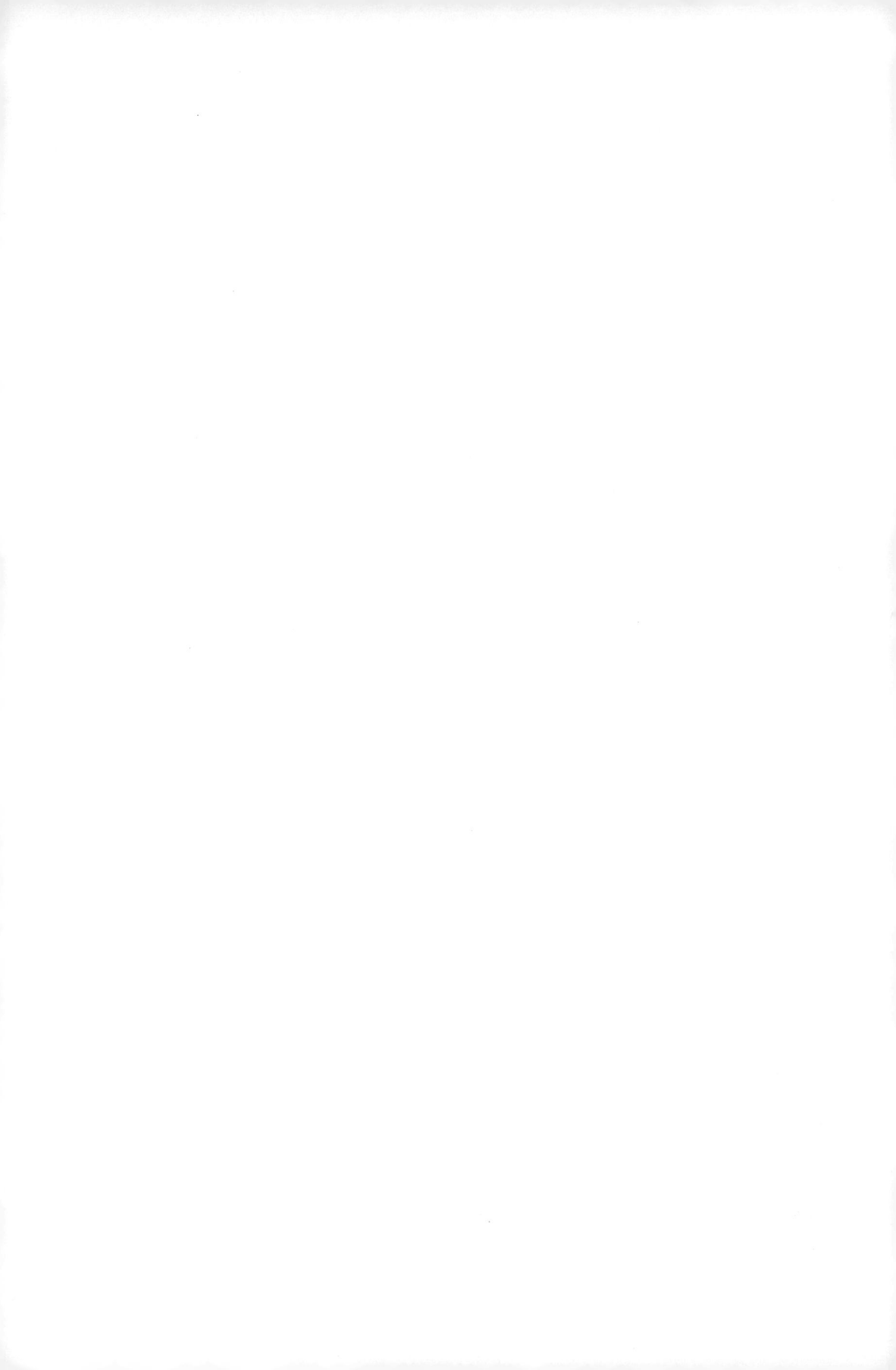

第二章

种植牙邻接触丧失的发生机制、危害与应对策略

种植牙已广泛应用于牙列缺损或缺失的修复，在恢复咀嚼功能和重塑面部形态等方面取得了满意的临床效果，但种植牙的生物、机械并发症带来了新的挑战。如种植体周围炎、种植体周围软组织炎、崩瓷、种植体部件折断或松动等都可能直接导致种植修复失败。然而，这些问题的认知虽有一些共识性成果，仍未有突破性进展。

随着人们对修复质量的要求越来越高，种植牙与天然牙牙列关系的改变这一重要现象逐渐进入研究视野，种植牙与邻牙的邻接触丧失（proximal contact loss，PCL）高发生率越来越受到重视。种植牙因邻接触丧失导致食物嵌塞的临床研究与日俱增，且 PCL 成为这一领域研究关注的热点，相关文献报道逐年增加，这可以从 PubMed/Medline、Cochrane、EMBASE 等数据库搜索的文献年增长幅度得到证实[1-3]。

业内普遍认为食物嵌塞发生的条件是 PCL，而导致 PCL 的原因非常复杂，涉及因素众多。从目前的研究报道来看，其主要原因与咬合力、颅颌面生长、牙槽突生长、修复、上/下颌骨以及邻牙的状况等有关，涉及的因素包括年龄、性别、种植牙使用时间等。PCL 发生的主要影响因素可以归结为种植牙使用年限以及种植牙的近中邻接触面特有的生理基础。PCL 除了可以引起食物嵌塞外还与潜在疼痛、患者的不适感以软组织感染或骨组织的丧失等有关。另外，PCL 的持续增加可能需要进行邻牙的修复或者种植修复体的更换，从而增加患者的经济负担和导致医患关系紧张[4]。尽管种植牙骨整合关系起到了重要的影响，但这种情况并不会在所有的种植牙中出现，PCL 的复杂性导致其认识盲区和不确定性依然存在。

及时有效的临床预防与干预措施势在必行。Wat，Chen 等报道了不同的处理方法[4-5]。这些方法有一定的作用，但推广与应用不太理想。这可能与其应用的适应证范围认识不清有关，不能简单地认为这些方法可以一蹴而就。PCL 与食物嵌塞并不是一一对应关系，更加深刻、更加全面地认识 PCL 的发生机制与食物嵌塞等关系有利于更好的处理相关问题。为此，本章从种植牙 PCL 的发生机制、危害以及应对策略等方面形成专家共识，供临床与研究者参考借鉴。

1.PCL 的原因及相关理论

1.1 漂移论

PCL 的研究最早可以追溯到 1923 年 Stallard 发表的一篇文献报道，他认为下颌的闭口运动通过后牙牙尖产生了将牙齿往近中移位的力就是前驱力（anterior component of force, ACF），ACF 是近中漂移的动力[6]。

Conroy 等认为 ACF 是通过邻接触传递部分咬合力至牙槽骨，PCL 增加，ACF 减少[7]。实际上，控制牙齿的位置的力量主要有 4 个：唇舌肌肉、个人行为（如磨牙症，偏侧咀嚼）或戴用矫治器、牙周膜以及咬合力，其中，咬合力是引起牙齿漂移主要力量。由于下颌牙齿的咬合面倾斜的角度不同，会在与之接触的对颌牙上产生不同方向的力，使牙齿向近中移动。当然，也存在向后的分力，但 ACF 是向后的分力的 5 倍。当咬合力增加时，前后向分力比例性增加。咬合力大可加重邻面磨耗，因而也引起近中漂移量增加。年龄增加，近中漂移增加，在成年瑞典人群中发现 9 年间单颌牙齿磨损量可达 1 mm[8]。Carranza 等发现年龄到达 40 岁时 ACF 可导致天然牙近中漂移 5 mm，其源于 ACF 导致的天然牙近中骨吸收和远中张力作用下束状骨生成。Carter 等发现上下颌以及性别上也存在差别，其中男性下颌整个牙列减少 2.4 mm，上颌的减少 1.86 mm；女性下颌减少量为 2.06 mm，上颌的减少量为 1.76 mm[9]。实际上，Lammie 等早在上世纪 60 年代就完成了有关成人牙列变化的系列研究，发现随着年龄增加，牙列的长度和宽度在减少，而且，牙齿向唇颊侧倾斜。Lammie 等发现中世纪土著人牙列减少的幅度为 5～6 mm，而现代人减少的幅度要小得多；另外，土著人前牙磨耗更加明显[10]。尽管如此，但 Carter 等认为上下颌上下颌牙列减少量没有明显差别，因为上下颌的 Angle Class II 关系没有改变。随着年龄增加，前牙会显得越来越前突，这一方面取决于牙齿前移的量，另一方面取决于邻牙之间由于相互摩擦丧失的量[9]。相对而言牙周病患者或者女性更明显，可能与咬合力比较小而磨耗不足有关。另外，与牙齿磨耗相关的继发萌出、邻牙缺失、牙齿倾斜或牙合平面的倾斜以及邻接触磨耗均可加速近中漂移效应。实际上，静止状态下天然牙之间存在 3～21 μm 缝隙，咀嚼受力时，天然牙因受力发生相应移动。这种移动保持了牙列紧密联结，有利于咀嚼力传导和分散咀嚼力[11]。近中漂移的正效应是弥补牙齿邻面磨耗可能产生的缝隙。因此，近中漂移也是一个自我补救过程，可以避免因牙齿邻接面磨耗而失牙列连续性。上下颌后牙主要表现为近中漂移，但下颌前牙除了近中漂移外，还有唇舌向移位，而上颌前牙主要表现为唇向移位[12]。

邻接触磨损与触点变化有明显关系。天然牙触点随年龄、牙位、咬合力大小以及牙列拥挤程度而变化。从某种意义上看，触点的变化与牙齿漂移存在前因后果关系。天然牙接触点形态呈椭圆形，其大小随年龄、牙位、咬合力大小以及牙列拥挤程度不同而不同。在前牙区，椭圆形偏垂直向取向；而在后牙区椭圆形偏颊舌向取向。一般地，后牙区接触点面积大于前牙区的接触点面积，以此与较大的咀嚼力相适应。随着年龄增加，接触点的形状逐渐变成肾形，邻牙接触面积不断增加，以此增加天然牙的稳定性。接触点过早丧失可能与龋齿、牙列缺损、天然牙骨粘连、牙髓状态以及牙齿萌出异常等有关。种植牙类似于骨粘连的天然牙，接触点过早丧失不可避免。对于种植牙，考虑到垂直向软硬组织的减少，不仅颊舌向接触面积增加，垂直向的接触面积也需要增加。同时，不论是天然牙还是种植牙，其邻接触状态时刻都在变化之中[13]。因此，关于触点研究的结果差异不仅仅在于邻接触的变化程度，还与测量的时间以及方法等不同有关。

1.2 颌骨发育改建论

1928年，Brash提出颅颌面生长也可以改变牙齿的位置。颅颌面的快速生长期大约在18岁之前，部分人成年后其生长仍然存在，但其速度大大降低。即使如此，颅颌面生长改建也能引起咬合关系的变化。这些变化主要表现为近中向、颊侧向和垂直向生长[14]。Murphy等对337具土著人的头颅研究发现年龄增加上下颌骨高度均有不同程度增加，包括基骨和牙槽骨部分；另外牙根不断牙骨质沉积以及牙根本身向咬合方向生长。然而，面中1/3高度基本保持稳定，这与牙齿的磨耗有很大关系[15]。颅颌面改建的最大可能形式仍然是天然牙的近中漂移，其动力学来源可归结为咀嚼肌的前向水平分力、下颌向前向上的动力分量以及牙尖斜面产生的向前分力。

1.3 种植牙骨整合论

正常咀嚼状态下天然牙垂直向动度大约为 28 μm，水平向平均动度大约为 56～75 μm，而种植牙垂直向平均动度微小，大约为 5 μm，垂直线的移位在 12～66 μm。可见，种植牙缺乏近中漂移生理基础。Bjork 等通过种植标记参考点研究了颅颌面的生长发育，客观地证实种植体在颌骨改建中的沉默性[16]。但考虑到颌骨的生长与改建，种植牙之间也有产生 PCL 的可能。实际上，牙周膜在天然牙与种植牙 PCL 差异性中起到了重要作用。种植牙没有牙周膜的作用，从而在适应颅颌骨改建中非常被动。种植体与邻接天然牙在水平和垂直向的不同表现源于牙槽骨的生长和牙周膜的牵拉作用。因此，天然牙表现出牙齿萌出、受力下倾斜或下沉以及功能性移位等可移动性。同时，种植牙骨整合沉默性可以改变天然牙整体漂移特点，增加了 PCL 不确定性，而所有天然牙终身具备水平、垂直向移位以及旋转的能力，以适应口颌系统的改建和维持口腔的功能。

2. PCL 的发生率与影响因素

2.1 种植牙戴用时间越长或年龄越大，PCL 发生率越高

PCL 是一个状态，与很多因素有相关性，通过广义估计方程将各个因素与 PCL 状态联接，发现随着年龄增加或者种植牙戴用时间增加，不仅仅

PCL发生率增加,其间隙大小也在增加,另外PCL发生的位置以种植牙近中为主,同时,咬合力大小、咬合接触状况等也与PCL发生有关。种植牙PCL的早期发生(3~6月)主要源于种植牙戴牙时的状态、种植牙各部件的松动以及邻接天然牙的适应性变化。随着种植牙使用时间延长,时间相关因素作用明显。Liang等将年龄、性别、种植牙观察时间、邻牙、对颌牙、种植牙位置、牙周状况、口腔卫生以及夜磨牙等因素回顾性研究,发现年龄、口腔卫生、种植牙观察时间、单种植牙或种植连冠修复、食物嵌塞以及对颌牙楔形牙尖这6个因素与近中PCL明显相关。单因素广义估计方程分析表明,这6个因素具有显著性意义,与卡方检验的结果一致。Liang等再将单因素分析中$P<0.02$的8个因素纳入多变量广义估计方程分析,发现种植牙观察时间超过5年时PCL发生率明显增加[17]。时间作为PCL的因素应该是其他因素累积效应,反应了PCL的变化性。

Abduo等系统性分析了19篇有关种植牙与天然牙之间PCL的发生率以及相关诱发因素的文献,发现不足2年的PCL发生率为11%~30%,2~5年的PCL发生率为13%~65%,大于5年的PCL发生率为29%~83.3%,并以此分为短期、中期和远期PCL发生率。PCL的年发生率大约在3%~33.5%之间,其PCL的年发生率的中位数大约为15%[1]。实际上,种植牙戴入后可能就开始向PCL方向发展。据Yen等报道147例种植修复的患者,发现最早出现PCL的情况为种植修复后3个月[18]。Ren等对18例平均年龄40岁的单颗种植修复患者观察,发现3个月后近中PCL可达73.3%,远中PCL达64.8%,可见PCL早且广泛出现[19]。French等回顾性观察了4325颗种植体21年的临床特征,发现PCL总体水平为17%,8年以上的种植牙有超过27%的出现PCL,时间越长,其发生率越高[20]。

但就每年的发生率而言,并未逐年增加,Pang 等发现 2 年左右 PCL 发生率达到峰值,之后逐渐回落。不同来源报道的 PCL 发生率差异比较大[21]。不同的研究报道,其发生率差异可能较大。这可能与病例数量、年龄结果、性别组成、评估的方法、观察的时间、不同的研究方式以及主观性判断等有关。

年龄越大,PCL 更易发生。Liang 等发现年龄大于 50 岁的患者 PCL 发生率是年龄小于 50 患者的 3 倍[17],另外,Koori 等认为年龄增加 1 岁,其 PCL 发生率明显增加[22]。Abduo 等在 19 篇论文中选择了 9 篇有关患者年龄、性别与 PCL 关系中发现其中 3 篇论文表明患者的年龄与 PCL 的发生具有正相关性,特别是年龄大于 50 岁的患者 PCL 发生率明显增高。但 Abduo 等在 9 篇有关年龄与 PCL 关系的另外 6 篇文献报道中发现年龄与 PCL 的关系不大,这可能与临床研究纳入的标准以及年龄分组等有关。当然,还有诸如性别等其他因素的影响[1]。同样,Byun 等也发现尽管发生 PCL 的患者平均年龄比未发生 PCL 患者的年龄大,但没有显著性差异[23]。

2.2 种植牙近中 PCL 发生率明显高于其远中

Abduo 团队一直研究种植牙的并发症,认为种植牙的近中邻接面是 PCL 好发部位,但 2 年左右观察时间近远中 PCL 差异不显著;而 9 年内近中 PCL 机会可达 50%,12 年内远中 PCL 可达 20%[1, 24]。Shi 等在 1 年观察期内也发现近远中 PCL(23.1%/25.7%)无显著性差异[25]。早期近远中 PCL 发生率无显著性差异提示时间累积的重要性。Byun 等通过平均 5 年左右观察发现种植牙的近中 PCL 的概率远大于其远中的,其近中 PCL 为 38%(51/134),而远中的 PCL 为 25%(14/57)[23]。Liang 等观察到近中的 PCL 与对颌牙的楔形牙尖有关,同时,Liang 等研究发现食物嵌塞以及一天两次或者更多的牙间刷清洁后近中 PCL 更易发生。这可能与用力过大或频繁损伤有关[17]。种植牙 PCL 主要发生在其近中，但远中也同样会发生，近中发生率大约为 27%，大约是远中发生率的 5 倍[17]。Koori 等报道 5.5 年种植牙 PCL 可达 50%，其中，近中的 PCL 为 52%（73/141），远中的 PCL 为 16%（7/45），且种植牙近远中 PCL 差异明显；其中年龄增加、对颌牙状态、邻牙是否活髓以及邻接天然牙是独立还是桥固定方式，对种植牙近远中 PCL 发生率有显著性影响[22]。

Bompolaki 等发现 10 年内近中 PCL 发生率为 48.8%，远中 PCL 发生率为 26.7%[26]。Gasser 等对平均年龄 57.3 岁的 39 例患者共 80 颗种植体进行了长达 10 年观察，发现 50% 种植修复体出现 PCL，其中，近中 PCL 占 71.3%，其 RR 值是远中 PCL 的 RR 值得 1.79 倍[27]。对于种植牙远中 PCL，螺丝固位方式、死髓牙以及食物嵌塞这 3 个因素有明显关系[17]。另外，还有少数病例近远中均发生 PCL[18]。而仅发生在种植牙远中 PCL 的少数病例报告也带来更多思考[28]。PCL 发生的位置可能主要与受 ACF 或后驱力大小有关，当然，牙槽骨支持以及咬合力大小也扮演重要作用。

产生所涉及的因素众多，包括不同牙位、上下颌骨、咬合状况、患者年龄、性别、邻牙情况、是否固定桥方式、骨水平以及种植牙的稳定性等。尽管有少量文献报道近远中 PCL 发生率没有明显差异，但大部分文献支持近中邻接触面更易发 PCL。从这些少量的文献报道来看，其样本量与观察时间都不够，其结论的可靠性应该受到质疑[22]。因此，近中 PCL 高发毋容置疑。

2.3 上下颌 PCL 发生率不确定，磨牙区 PCL 发生率更高

Koori 等发现上下颌或者前、后牙区域近中 PCL 比较没有明显差异，但纳入远中 PCL 时，下颌 PCL 的发生率明显高于上颌 PCL 发生率[22]。

Shi 等通过 1 年病例观察发现上下颌 PCL 发生率（9.1%/37.2%）差异具有显著性[25]。French 等在时间跨度 3 个月至 21 年期间观察了涉及邻接触问题的 4325 颗种植体，发现下颌 PCL 发生率（20%）比上颌的（15%）显著性高[20]。但也有不同甚至相反的临床观察报告。Byun 等研究表明上下颌种植牙的 PCL 差异并无显著性[18, 20, 26]。Pang 等发现上颌 PCL 发生率（66.4%）比下颌的（55.4%）显著性高，上颌的 HR 值接近下颌的 2 倍[21]。

French 等发现前磨牙与磨牙的差别不明显，但磨牙区的 PCL 发生率明显高于前牙区 PCL 水平[20]。Pang 等细分了后牙区 PCL 发生情况，发现种植牙与单根天然牙 PCL 发生率为 71.1%，而与多根牙间的 PCL 发生率为 48.3%，二者差异具有显著性[21]。这与 Bompolaki 的临床观察发现前磨牙区种植牙 PCL 率比磨牙区的 PCL 率低并不矛盾。Byun 等发现在平均 57 个月的观察期间磨牙区 PCL 占 60%，而其他区域包括前牙仅占 40%，其中，第一磨牙区域占比达 46.1%。Gasser 等发现第一磨牙种植牙近中 PCL 的 RR 值最大（1.93），依次为第二前磨牙（1.86）、第一前磨牙（1.50）[27]。

2.4 咬合力越大，PCL 发生率越高

咬合力大小、接触状况以及分布影响 PCL 的发生。很显然，咬合力越大，PCL 的机会越大。Koori 等发现对颌牙是可摘局部义齿的情况下，其 PCL 的 RR 值为对颌是天然牙列的 RR 值的 0.38，显然，天然牙更大的咬合力是主要原因[22]。French 等通过 24 mm 的咬合纸检查了 4200 颗种植牙，其中 1897 颗种植牙有咬合接触，再其中 358（18.9%）颗出现 PCL；而 2303 颗种植牙无咬合接触，其中 354（15.4%）颗出现 PCL，二者有显著性差异。有趣的是后牙区种植牙出现 PCL 时前牙咬合力变大，而且，其舌向移位力和 ACF 增加[20]。

但 Bompolaki 等发现种植牙 PCL 与对颌牙状况（天然牙列、可摘义齿、种植牙或者缺失）无关，即使为磨耗严重对颌牙戴上日间保护性咬合垫，也对 PCL 发生率无明显影响。另外，组牙功能牙合或尖牙保护牙合对 PCL 发生率也没有影响[26]。

2.5 性别差异对 PCL 影响不明显

关于性别与 PCL 关系的报道不多，总体而言，男性 PCL 略高于女性，但统计学上无显著性差异。但 Bompolaki 等发现对于种植牙远中 PCL 发生率，女性的 PCL 发生率明显低于男性的，而近中 PCL 性别上无显著性差异[26]。

2.6 牙髓活力对 PCL 影响不一

Koori 等发现邻接牙牙髓坏死时种植牙近中 PCL 发生率明显增加，对远中 PCL 发生率无明显影响[22]。但 Liang 等发现死髓牙对种植牙远中 PCL 发生率有显著性影响[17]。而 Byun、Pang、Bompolaki 等认为牙髓活力对种植牙 PCL 无影响[21, 23, 26]。

2.7 种植修复设计对 PCL 影响

Koori 等发现邻接为固定桥时，近中 PCL 明显较少，但远中 PCL 与邻接是否为固定桥没有关系[22]。而 Byun 等否定邻接天然牙的连接状态对种植牙 PCL 的影响，但当种植牙为固定桥时，其近中 PCL 发生率是单颗种植牙的 2.5 倍[23]。Liang 等也支持种植牙为固定桥是其近中 PCL 更加明显的观点[17]。当然，也存在对立的观点，如 Yen 等认为种植牙是否固定桥方式对 PCL 无影响[18]。Bompolaki 等发现，相对于单颗种植牙，2 颗种植体的固定修复体的近中 PCL 的危险度比可达 1.52（RR＝1.52；95% CI

=1.02–2.25；p=0.04）[26]。Gasser 等长达 10 年的观察发现种植固定桥修复的 PCL 发生机会比单颗种植牙的高，且与修复体的近中或远中是否存在天然牙无关，这一结论与 Byun 等平均 4.8 年观察结果一致[23,27]。

对于外展隙，种植体与邻牙的水平距离以及邻接触点的高度与 PCL 发生率无明显关系。当对颌牙尖表现为楔形尖时，近中 PCL 明显增加。就固位方式而言，粘接固位 PCL 发生的可能性小，但报道二者之间无差异的文献较多。对于螺丝固位的种植牙，Yen 等在 3.1 年观察期发现内六角连接结构的种植修复体 PCL 概率小于外六角或者内八角结构的种植修复体[18]。Coppede 等认为这可能与基台的微动有关[29]。

2.8 其他因素对 PCL 的影响

尽管有文献报道，种植牙与邻牙骨水平与 PCL 没有明显关系，但仍应该重视少量的有关骨水平与食物嵌塞相关的文献报道。因为影响 PCL 以及食物嵌塞的因素太多，没有发生并不能表明问题不存在。

综上所述，PCL 是多因素作用的结果，这些因素包括天然牙的近中漂移、颅颌面的生长与改建以及咬合力的适应性改变。种植牙 PCL 发生主要与种植牙戴用时间与种植牙近中相关，但与年龄、性别、邻牙、对颌牙、颌骨及位置、牙周状况、口腔卫生以及夜磨牙等因素都存在一定关系。

表 2-1 种植牙与天然牙间 PCL 情况

作者	发生率	研究类型	上颌/下颌	前/后	近中/远中	样本	年龄	观察周期
Wei 等	58%（32/55）	R	66%/54%	58%/50%	58%	28		2.2 年
Koori 等	43%（80/186）	R	32%/49%		52%/16%	105	20～78	1～123 月

续表

作者	发生率	研究类型	上颌/下颌	前/后	近中/远中	样本	年龄	观察周期
Wat 等	66%（2/3）	C			67%	152		2 年
Byun 等	34%/20%	R	31%/37%	30%/41%	38%/24%	94	27~83	3~156 月
Wong 等	65%（43/66）	R	8%/48%		65%	45	27~74	0.5~12 月
Varthis 等	53%（92/174）	R	58%/49%	54%/48%	79%/22%	128	19~91	3 月~11 年
French 等	11%	M						1 年
	14%							2~3 年
	16%							4~5 年
	23%							6~7 年
	29%							8 年
合计			15%/20%		484a/66（17）	4325		4.47 年
Abduo 等	11%~30%	M						≤2 年
	13%~65%							2~5 年
	29%~83.3%							≥5 年

附：空白处为缺失值，R 为回顾性研究，C 为横断面研究，M 为综述性研究

3. PCL 的危害

3.1 增加食物嵌塞风险，但不是充要条件

食物嵌塞的本质是由于咀嚼力将食物嵌入邻牙之间或牙与修复体之间，且难以通过漱口或自洁作用清理的一种食物留置状况。另一种食物留置状况为食物滞留（lodgment），可以通过漱口或者自洁作用清除。普遍认

为咬合面磨损、PCL、烤瓷牙的构型、邻牙的近远中向漂移或者天然牙的牙合向萌出、龈乳头退宿以及过大的咀嚼力等导致食物嵌塞[21, 30, 31]。这些因素中最受关注的仍然是 PCL。Liang 等发现种植牙近中 PCL 的患者55.4% 存在食物嵌塞，而没有 PCL 的患者也有 14.7% 的食物嵌塞发生。其中，近中 PCL 的患者食物嵌塞发生率可增加 3 倍，远中 PCL 的患者食物嵌塞发生率可增加 10 倍[17]。Byun 等也报道了类似的情况，总体的食物嵌塞可达 47%，其中近中 PCL 的食物嵌塞发生率是邻接触紧密的 2.2 倍[23]。这些临床研究报道表明食物嵌塞频发，而且，与 PCL 有一定关系，但即使邻接触紧密也同样存在食物嵌塞现象。Varthis 等发现 PCL 的群体仅 40% 的患者抱怨食物嵌塞[32]。这也表明 PCL 只是增加食物嵌塞风险，并不是食物嵌塞的充要条件，没有一一对应关系。

在 Khairnar 看来，PCL 只是食物嵌塞 5 大可能条件之一[33]。因此，Greenstein 等明确指出种植牙与天然牙间 PCL 不一定存在常见的相关并发症，仅仅检查 PCL 这一指标的临床指导意义不大，而且，患者对长期反复的检查不太接受[34]。

3.2 增加种植周生物学风险，但不确定

食物嵌塞不仅是传统固定桥最常见的并发症，食物嵌塞也被认为是导致种植体周围炎和骨整合破坏的最常见危险因素[28]。Greenstein 等认为 PCL 引发种植体周围炎，可导致种植体边缘骨吸收以及种植失败[34]。Dager 等发现 PCL 除了增加牙周探诊的深度外，对边缘骨吸收以及临床预后没有明显的影响。因此可以认为，PCL 增加了种植体周黏膜炎风险[35]。另外，Koori 等也发现 PCL 可以增加附着丧失以及探诊深度，还有龋齿[22]。但也有一些研究结果与上面的研究结论相悖。Chopra 等发现 PCL 与种植

体周围炎没有明显的关系，只是 PCL 人群更多地意识到种植牙周围食物嵌塞[30]。Bompolaki 等发现 PCL 伴种植体周探诊深度增加，但 PCL 与探诊出血、边缘骨水平以及菌斑指数无明显关系[26]。尽管 PCL 与牙周炎存在明显关系，但种植牙近中 PCL 与种植体周围炎关系并不显著。这一结论也得到了 Byun 的支持[23]。从以上的研究报告可以发现，不同研究报道的结果存在差异，这与研究的人群、年龄、修复体类型和咬合力大小、牙周维护、对颌牙情况、观察时间以及评价方法等有关。因此，要谨慎对待 PCL 的评价和处理。

3.3 增加患者经济负担，降低患者满意度

PCL 会引起龋齿、牙周病以及修复体非预期更换等系列问题，这些问题无疑增加了患者的经济负担，从而降低了患者满意度。当患者感受到食物嵌塞时，则患者的满意度下降。但在临床上经常可以看到，不同患者对 PCL 的容忍度不同，而且，长期处于 PCL 状态可以降低患者对其 PCL 的关注。这一状况影响了医生对 PCL 处理的态度。从医生的角度看，患者处理食物嵌塞的诉求似乎就是处理 PCL，但是，如果医生处理食物嵌塞仅仅考虑 PCL，其效果会大打折扣，患者的满意度也会大大降低[28]。

4. PCL 的预防与处理

PCL 高发生率是一个普遍现象，而且一直处于变化状态，不同年龄阶段的变化率和变化量不同，同时，天然牙在适应性变化中具有协同能力，而种植牙与天然牙之间显然缺乏这种能力[22]。因此，一方面，寻求预防与处理 PCL 的方面十分必要；另一方面，患者需要对食物嵌塞的可能性有知情权。所有种植牙患者都应该对 PCL 以及食物嵌塞知情同意，坚持日常种

植牙护理，定期复诊检查和定期进行种植体周支持治疗。Greenstein 等建议每 3～6 个月定期检查种植牙咬合、种植周以及邻接触状况[34]。每次定期检查都应该包括邻接触面状况以及所导致的不利影响，从而尽可能预先排除可能产生的不利影响[28, 34]。这些检查不能仅仅停留在 PCL 的检查上，重要的是判断发生食物嵌塞的可能性。目前的研究无法确定临床上 PCL 可接受的水平，也不清楚什么情况下需要干预。如 Wat 报道种植牙使用一年后就出现了 PCL，但没有出现食物嵌塞的情况；当使用 2 年后，PCL 增大，患者出现食物嵌塞情况并寻求处理[4]。从现有的有关 PCL 的研究来看，研究的系统性和标准不统一，研究结论的离散度比较大。这也为将来有关 PCL 的研究提出来更加严峻的挑战。

探索 PCL 的发生机制以及与食物嵌塞发生关系的研究一直进行中。尽管到目前为止仍然没有很好地针对有关 PCL 相关的食物嵌塞处理方法，但目前已有的方法仍有借鉴意义。

4.1 邻接触点增补

这类方法旨在恢复邻面紧密的接触关系并期望在咀嚼力作用下接触区不发生分离。一般地，邻面缺损造成的邻面接触丧失靠传统的成形片很难恢复理想的邻面接触区。当邻面崩瓷后，基本上不可能通过增补法恢复触点。在没有崩瓷的情况下，国内外学者通过扎线树脂充填法、类似 V 或 Ⅱ 类洞树脂充填、树脂夹板等合适的邻面区段成形及固定装置可重建紧密的邻面接触，但这些技术受树脂老化以及强度等影响，远期临床效果不肯定[5, 12, 17, 36]。同时，如果烤瓷牙冠是粘接固位方式，也很难操作。为了便于以上技术应用，Wat 等报道了在种植烤瓷牙使用 2 年后通过开放烤瓷牙咬合面中央螺丝通道取下烤瓷牙，加瓷方法增补接触点[4]。实际中，这一方法在临床中不太现实，因为烤瓷牙金属基地在口内使用日久后会氧化，而重新加瓷容易起泡。Varthis 等建议种植牙首选螺丝固位方式，以利于加瓷或者焊接等增补邻接面，而在用粘接固位方式时，咬合面需要留置标识孔可通过中心螺丝拆卸[32]。在解决邻接触问题时，也可以通过全冠、嵌体、联合嵌体、联冠等常规固定修复方式重建理想邻面接触或者应用活动义齿的组成部件阻挡食物进入牙间隙。问题的关键是其维持的时间，不可能无限制地更换牙冠恢复紧密邻接关系。

4.2 保持器稳定

Kasahara 等发现牙齿处于休息状态下可见 PCL 可达 $3\sim21\mu m$，但在咀嚼功能状态下邻接触处于接触状态。因此，可以考虑戴正畸保持器稳定牙列[11]。Kandathilparambil 等观察了 40 例年龄在 18~50 岁间的 40 颗单牙种植修复体 1 年后发现 25.3%~57.9% 出现了 PCL，夜间戴用保持器后 PCL 可降低到 15%[36]。Capp 发现保持器在避免夜磨牙症造成咬合面过度磨损上有一定意义，可以减少过度磨耗带来的食物嵌塞风险[37]。但 Chopra 等发现夜间戴咬合保持器无助于 PCL，PCL 人群更多地意识到种植牙周围食物嵌塞，因此，可以认为保持器有一定的短期效果，但长期效果和患者的接受程度都不太理想[30]。显然，这种方法很难在临床上推广。

4.3 适度增强接触

触点大小与邻接触稳定有关，因此建议适当增加种植牙与邻牙接触面积[34]。考虑到种植牙 PCL 的早期发生（3~6 个月）原因，Shi 等建议戴种植牙时可以适当用力增加与邻牙的接触[25]。因此，Ren 等建议种植牙与邻牙的接触的松紧度为对侧牙的 3 倍，但 3 个月后两侧的松紧度趋于一致。相对而言，这样操作对螺丝固位的种植牙不太适合[19]。这种理论在学界没有引起共鸣，可能与太多因素有关，其临床意义以及合理性很难体现。

4.4 咬合、咬合功能区、过高牙尖或溢出沟调整

Rilo 等种植牙戴入时正中牙合位以及侧方运动中均预留 25μm 的空间以寻求咀嚼时与邻接天然牙最大受力同时性，可以减少种植牙与天然牙垂直向移位差所产生的移位和磨损[38]。Jeong 等发现相比于种植体与邻牙的距离、骨水平以及触点水平，外展隙大小对食物嵌塞的影响具有显著性意义[39]。Kurthy 报道，强化近中边缘嵴以及近中向 ACF，有利于牙齿近中漂移，从而关闭牙齿远中 PCL[28]。这一报道属于个例报道，其病例纳入标准以及远期效果没有详细报道，应该谨慎参考。咬合功能区这方面的探索主要集中在国内学者，研究者通过调整牙齿咬合面形态来选择性重新定位咬合主功能区，以达到调整咬合接触区域的功能状况，一方面改变咬合力分布，另一方面减少非轴向力（前驱力或者后驱力），减弱牙齿近远中向移位的分力所产生的漂移，从而达到维持紧密邻面接触，改善食物嵌塞的目的[40]。这方面的研究缺乏长期效果报告。另外，通过调磨牙齿过高的牙尖以及增加食物排溢道来消除充填式牙尖所产生的楔入作用，并增加食物排溢能力，达到减少食物嵌塞的机会。

4.5 正畸技术

运用正畸矫治技术，通过牙齿的微移位来重建良好的邻面接触，在适应证范围内能达到治愈食物嵌塞的目的，但长期效果有待进一步随访[41]。

4.6 多功能数字化牙冠

多功能数字化牙冠旨在弥补常规树脂增补的缺陷，第一代多功能牙冠采用树脂充填，但树脂的强度和老化问题明显，树脂脱落或者崩解，远期

效果不理想；第二代多功能牙冠采用烤瓷法不仅增强了强度，而且邻面崩瓷的机会大大降低，其效果明显而且稳定；为了更好地标准化制作以及升级数据制作技术，第三代多功能数字化牙冠更加科学，更加提升其应用价值[5]。不仅如此，多功能数字化牙冠丰富了修复设计方案，在临床应用中体现了其卓越的性能。

5. 共识性结论

种植牙 PCL 所引发的问题是近年研究热点，学者们一致致力于其原因和相关因素分析，旨在寻求解决与 PCL 相关问题的方案。ACF 作用、颌骨及牙槽窝等终身改建以及种植牙的骨整合特性是 PCL 的主要原因。PCL 高发生率与戴牙时间与近中位置有明显相关性，但也受咬合力大小、对颌牙状况、邻牙情况、修复方式、牙位、上下颌骨、年龄、性别等因素影响。PCL 也与种植周病变以及龋齿等有关。PCL 与食物嵌塞呈显著相关性，但并不一一对应，不满足充要条件。PCL 的预防与处理包括患者知情同意、定期检查以及各种预处理方法。恢复邻接触可以短期解决食物嵌塞情况，综合干预以寻求稳定的远期效果。

参考文献

[1] Abduo J, Lau D. Proximal contact loss between implant prostheses and adjacent natural teeth: A qualitative systematic review of prevalence, influencing factors and implications[J]. Heliyon. 2022; 8(8): e10064.

[2] Fathi A, Mosharraf R, Ebadian B, et al. Prevalence of proximal contact loss between implant-supported prostheses and adjacent natural teeth: An umbrella review[J]. Eur J Dent. 2022; 16(4): 742-748.

[3] Ghasemi S, Oveisi-Oskouei L, Torab A, et al. Prevalence of proximal contact loss between implant-supported fixed prosthesis and adjacent teeth and associated factors: A systematic review and meta-analysis[J]. J Adv Periodontol Implant Dent. 2022; 14(2): 119-133.

[4] Wat PY, Wong AT, Leung KC, et al. Proximal contact loss between implant-supported prostheses and adjacent natural teeth: a clinical report[J]. J Prosthet Dent. 2011; 105(01): 1-4.

[5] Chen Q, Shi Y, Zhang Z, et al. Erratum: A Single-Center study of a resin inlay dental implant-fixed prosthesis for closing proximal contact loss in 89 patients who underwent 3-year follow-up[J]. Medical Science Monitor, 2021, 28: e935528-.

[6] Stallard H. The anterior component of the force of mastication and its significance to the dental apparatus[J]. Dent Cosmos. 1923; 65(5): 457-474.

[7] Conroy JJ. An Investigation of the posterior component of occlusal force (master's thesis)[J]. Iowa City, IA: University of Iowa; 1994: 1-115.

[8] Carranza F, Ubios AM. The tooth supporting structures[M]. Clinical Periodontology. 8th ed. Philadelphia, PA: WB Saunders, 1996: 538.

[9] Carter GA, McNamara JA Jr. Longitudinal dental arch changes in adults[J]. American Journal Orthod Dentofacial Orthop. 1981; 114(1): 88-99.

[10] Lammie GA, Posselt U. Progressive changes in the dentition of adults[J]. J Periodontol. 1965; 36(6): 443-454.

[11] Kasahara K, Miura H, Kuriyama M, et al. Observations of interproximal contact relations during clenching[J]. Int J Prosthodont 2000; 13: 289-294.

[12] Jo DW, Kwon MJ, Kim JH, et al. Evaluation of adjacent tooth

displacement in the posterior implant restoration with proximal contact loss by superimposition of digital models[J]. J Adv Prosthodont. 2019; 11(2): 88-94.

[13] Dorfer CE, von Bethlenfalvy ER, Staehle HJ, et al. Factors influencing proximal dental contact strengths[J]. Eur J Oral Sci 2000; 108: 368-377.

[14] Brash JC. The growth of the alveolar bone and its relation to the movements of the teeth, including eruption[J]. Int J Orthod. 1928; 14(5): 196-223.

[15] Murphy, T. Mandibular adjustment to funtional tooth attrition[J]. The Australian Dental Journal. 3: 95-112, 1958.

[16] Bjork A. , Skieller V. Growth of the maxilla in three dimensions as revealed radiographically by the implant method[J]. Br. J. Orthod. 1977; 4: 53–64.

[17] Liang CH, Nien CY, Chen YL, et al. The prevalence and associated factors of proximal contact loss between implant restoration and adjacent tooth after function: A retrospective study[J]. Clinical. Implant Dentistry and Rebated Research, 2020; 22: 351–358.

[18] Yen JY, Kang L, Chou IC, et al. (2020). Risk assessment of interproximal contact loss between implant - supported fixed prostheses and adjacent teeth: A retrospective radiographic study[J]. Journal of Prosthetic Dentistry, 127, 86–92.

[19] Ren S, Lin Y, Hu X, Wang Y. Changes in proximal contact tightness between fixed implant prostheses and adjacent teeth: a 1-year prospective study[J]. J. Prosthet. Dent. 2016; 115: 437–440.

[20] French D, Naito M, Linke B. Interproximal contact loss in a retrospective cross-sectional study of 4325 implants: Distribution and incidence and the effect on bone loss and peri-implant soft tissue[J]. Journal of Prosthetic Dentistry, 2019.

[21] Pang NS, Suh CS, Kim KD, et al. Prevalence of proximal contact loss between implant-supported fixed prostheses and adjacent natural teeth and its associated factors: A 7-year prospective study[J]. Clin. Oral Implants Res. 2017; 28: 1501–1508.

[22] Koori H., Morimoto K., Tsukiyama Y., et al. Statistical analysis of the diachronic loss of interproximal contact between fixed implant prostheses and adjacent teeth[J]. Int. J. Prosthodont. (IJP)2010; 23: 535–540.

[23] Byun SJ, Heo SM, Ahn SG, et al. Analysis of proximal contact loss between implant-supported fixed dental prostheses and adjacent teeth in relation to influential factors and effects[J]. A cross-sectional study. Clin. Oral Implants Res. 2015; 26: 709–714.

[24] Abduo J, Lee CL, Sarfarazi G, et al . Encode protocol versus conventional protocol for single implant restoration: a prospective 2-year follow-up randomized controlled trial[J]. J. Oral Implantol. 2021; 47: 36–43.

[25] Shi JY, Zhu Y, Gu YX, et al. Proximal contact alterations between implant-supported restorations and adjacent natural teeth in the posterior region: A 1-year preliminary study[J]. Int. J. Oral Maxillofac. Implants. 2019; 34: 165–168.

[26] Bompolaki D, Edmondson SA, Katancik JA. Interproximal contact loss between implant-supported restorations and adjacent natural teeth: A retrospective cross-sectional study of 83 restorations with an up to 10-year follow-up[J]. J Prosthet Dent. 2022 Mar; 127(3): 418-424.

[27] Gasser TJW, Papageorgiou SN, Eliades T, Hämmerle CHF, Thoma DS. Interproximal contact loss at implant sites: a retrospective clinical study with a 10-

year follow-up[J]. Clin Oral Implants Res. 2022 May; 33(5): 482-491.

[28] Kurthy R. Walking forward: Closing unwanted posterior open interproximal contacts[J]. Dent Today. 2002; 21(9): 82-88.

[29] Coppede, AR, Faria, AC, de Mattos, MG, et al(2013). Mechanical comparison of experimental conical - head abutment screws with conventional flat - head abutment screws for external - hex and internal tri - channel implant connections: An in vitro evaluation of loosening torque[J]. International Journal of Oral and Maxillofacial Implants, 28(6), e321–329.

[30] Chopra A, Sivaraman K, Narayan AI, et al. Etiology and classification of food impaction around implants and implant-retained prosthesis[J]. Clinical Implant Dentistry and Related Research. 2019; doi: 10. 1111/cid. 12716.

[31] Wei H, Tomotake Y, Nagao K, et al. Implant prostheses and adjacent tooth migration: Preliminary retrospective survey using 3-dimensional occlusal analysis[J]. Int. J. Prosthodont. (IJP)2008; 21: 302–304.

[32] Varthis S, Randi A, Tarnow DP. Prevalence of interproximal open contacts between single-implant restorations and adjacent teeth[J]. Int. J. Oral Maxillofac. Implants. 2016; 31: 1089–1092.

[33] Khairnar M. Classification of food management-Revisited and its management[J]. Indian J Dent Adv. 2013; 5: 1139.

[34] Greenstein G, Carpentieri J, Cavallaro J. Open contacts adjacent to dental implant restorations: Etiology, incidence, consequences, and correction[J]. J Am Dental Assoc. 2016; 147(1): 28-34.

[35] Dager MM, McNamara JA, Baccetti T, et al. Aging in the craniofacial

complex[J]. Angle Orthodontist, 2008, 78(3), 440–444.

[36] Kandathilparambil MR, Nelluri VV, Vayadadi BC, Gajjam NK. Evaluation of biological changes at the proximal contacts between single-tooth implant-supported prosthesis and the adjacent natural teeth - an in vivo study[J]. J. Indian Prosthodont. Soc. 2020; 20: 378-386.

[37] Capp NJ. Occlusion and splint therapy[J]. Br Dent J. 1999; 186(5): 217-222.

[38] Rilo B, Silva JL, Mora MJ, Santana U. Guidelines for occlusion strategy in implant-borne prostheses[J]. Rev Int Dent J. 2008; 58: 139-145.

[39] Jeong JS, Chang M. Food impaction and periodontal/peri-implant tissue conditions in relation to the embrasure dimensions between implant-supported fixed dental prostheses and adjacent teeth: A cross-sectional study[J]. J. Periodontol. 2015; 86: 1314–1320.

[40] 马毅慧，郭家平，王虎中，等．咬合主功能区调整对食物嵌塞治疗效果临床观察 [J]. 临床口腔医学杂志 , 2013, 29(11): 683-685.

[41] 张莹，殷忠平，杨新．隐形矫治技术治疗垂直型食物嵌塞的应用研究 [J]. 广东牙病防治 , 2015, 23(1): 44-46.

（宋光保　王亚敏）

第三章

数字化多功能牙冠制作

随着牙科技术的进步，数字化技术在牙科修复领域扮演着越来越重要的角色。从传统的手工制作到现代的数字化设计和制造，牙冠修复技术经历了革命性的变化。

数字化多功能牙冠为解决种植修复牙冠食物嵌塞提供了更精准、多元的解决方案。从预成模块和传统工艺结合的巧妙运用，到计算机辅助设计（CAD）设计与计算机辅助制作（CAM）制作的精细流程，这些技术不仅在材料选择上更为广泛，而且在满足临床个性化需求方面也有着独特的优势。半数字化多功能牙冠结合了预成模块打印树脂半成品与传统失蜡铸造工艺，而数字化多功能牙冠则完全实现全流程数字化模式，包括：数字化印模、CAD设计与CAM切削技术以及3D打印技术。本章节详细介绍制作流程。

1. 半数字化多功能牙冠

半数字化多功能牙冠是利用预成模块打印树脂半成品，再与传统失蜡铸造工艺结合，可以用于制作贵金属/半贵金属/种植螺丝固位单冠等因材料或技术所限而不能实现全数字化制作的修复体。

预成的数字化模块附件分四个规格（图3-1），适用于各种不同大小/位置/深度的牙冠，高度一般均不超过2 mm，过高容易造成后续临床处理操作不便，主要区别在于宽度及深度。

将数字化模块导入排版软件进行排版打印（图3-2），主要材料为树脂打印材料，可用于制作：①钯金/贵金（烤瓷冠/桥）；②传统种植螺丝固位金属（烤瓷冠/桥）；③天然牙钯金/贵金（烤瓷冠/桥）。

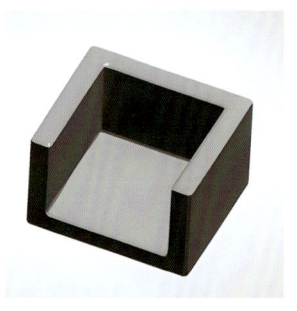

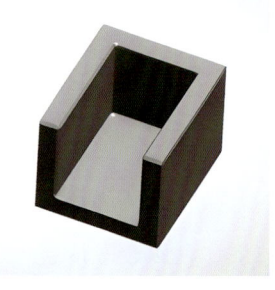

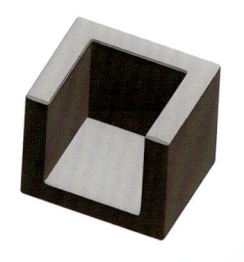

3 mm × 3 mm × 2 mm 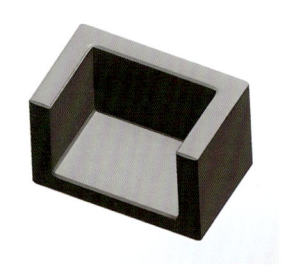　　3 mm × 2 mm × 2 mm

2 mm × 3 mm × 2 mm　　2 mm × 2 mm × 2 mm

图3-1　数字化模块附件：（四种规格，适应各种不同大小/位置牙冠）

第三章　数字化多功能牙冠制作　057

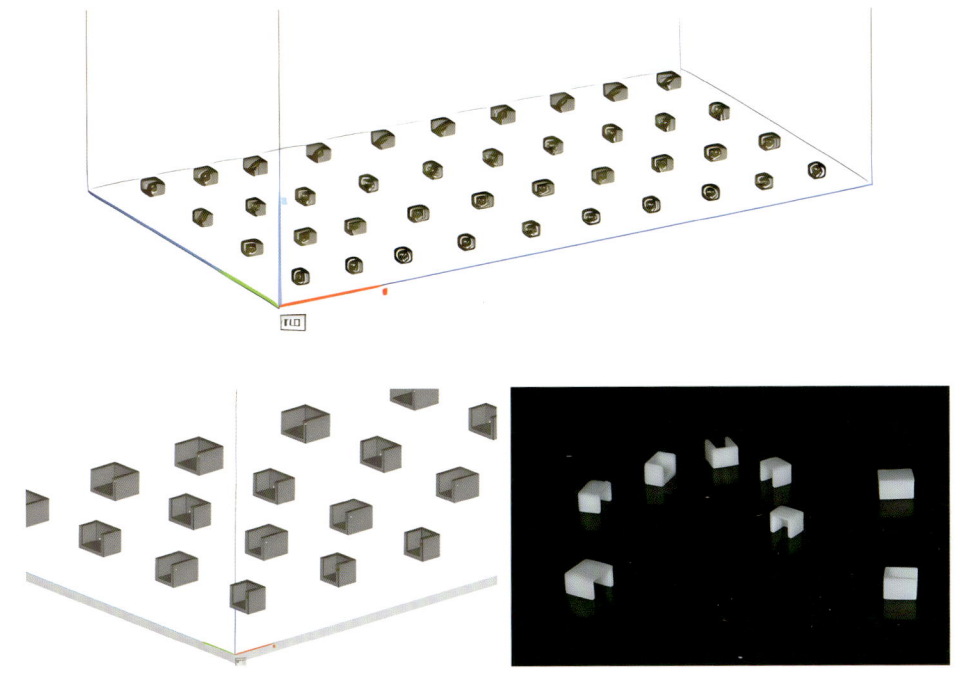

图 3-2　排版/打印

制作过程（图 3-3）：

①选择位置大小适合的半预成树脂模块，放置于准确位置。

②用蜡固定，并按照传统蜡型制作方法完成蜡型内冠或全冠的制作，根据临床要求选择颌面是否暴露金属。

③放置模块，要求位于邻接中心位置，大小与邻接面相等。

④按照传统常规工艺程序完成铸造—金属打磨—烤瓷—形态修整—上釉—抛光。（注：内嵌部分直接一体完成烤瓷。）

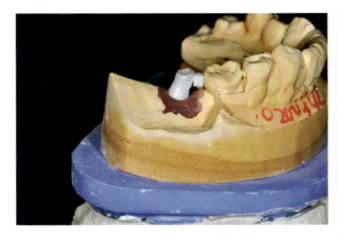

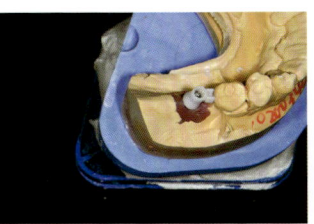

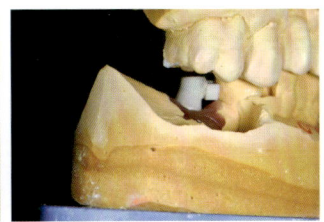

①根据牙冠位置/大小/咬合空间，放置半成品附件

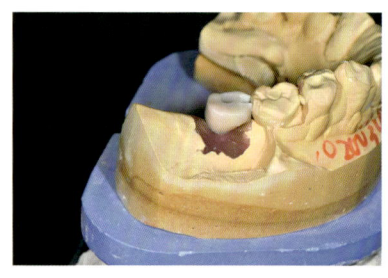

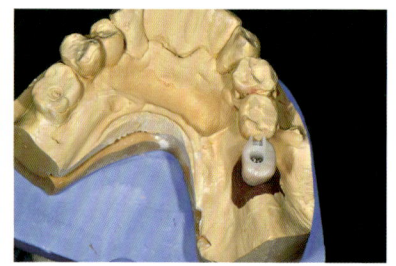

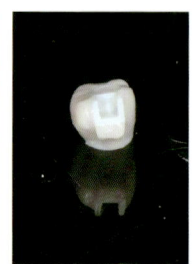

②完成蜡型基底形态

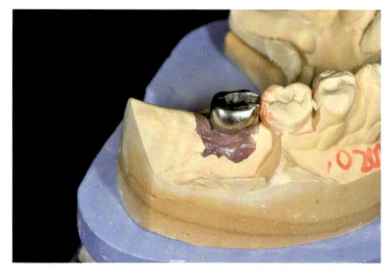

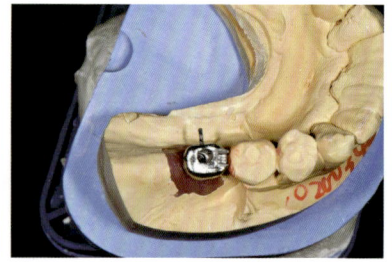

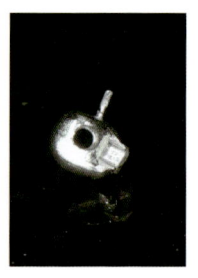

③铸造完成金属内核

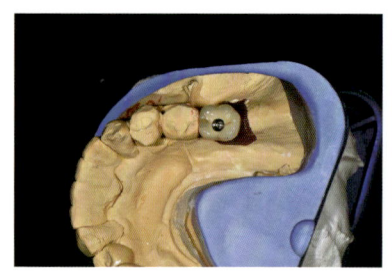

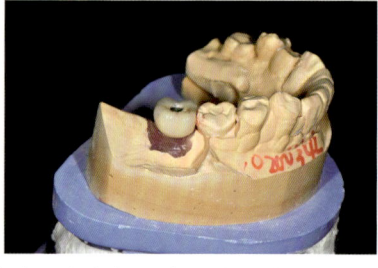

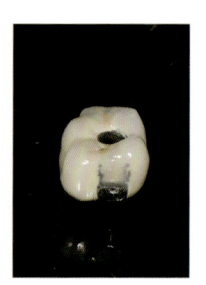

④牙冠完成烤瓷（内嵌部分直接烤瓷完成）

图 3-3　半数字化多功能制作过程

2. 数字化多功能牙冠制作

（1）数字化印模：利用数字化印模设备（口扫）获得模型数据（图 3-4），技工室对数字化模型进行编辑，获得肩台边缘，种植修复选择对应系统的替代体数据，获得基台边缘位置，编辑预留硅胶牙龈位置，安放底座及咬合支撑，编辑完成的模型发送数据，打印树脂模型，种植修复安放对应系统的替代体并完成硅胶牙龈。

（2）石膏模型：利用仓扫获得模型数据（图 3-4），编辑边缘位置，种植修复编辑获得基台边缘位置。

（3）CAD 设计：编辑设计预留粘接剂空间，完成牙冠植入方向的设计，导入对应牙位的数据库牙冠或镜面复制患者个性化的牙冠，按照突度/长度/大小/咬合进行调整，选择模块附件，根据临床要求选择颌面是否暴露金属。放置模块附件要求：位于邻接中心位置，大小与邻接面相等（图 3-5、图 3-6）。如内冠，预留瓷层空间（图 3-7），烤瓷修复一般均匀预留 1.0～1.5 mm 瓷层空间。

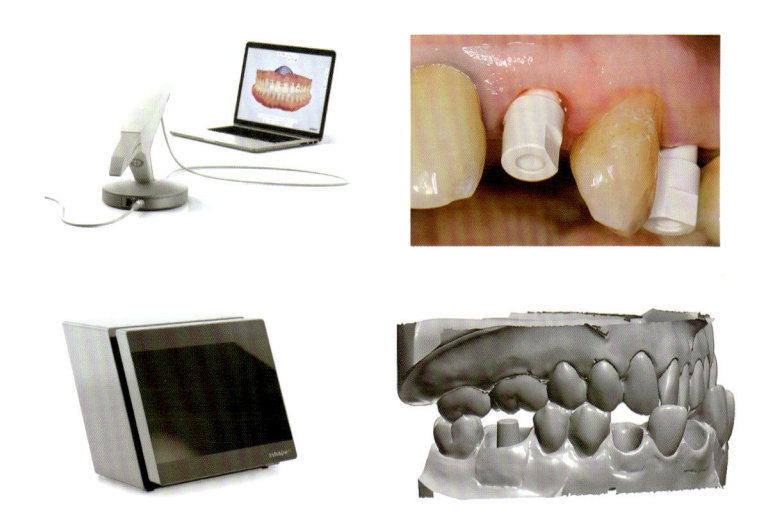

图 3-4 通过口扫或仓扫获得模型数据

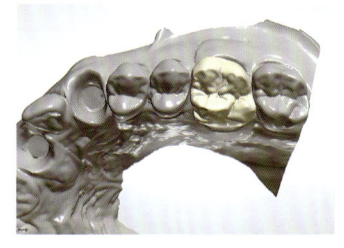

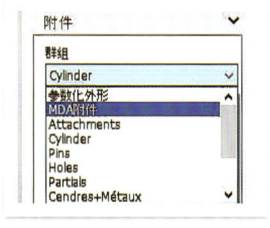

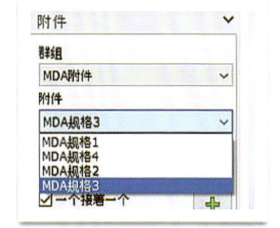

图 3-5 完成牙冠形态设计，根据牙冠的位置/大小/咬合选择适合的模块附件

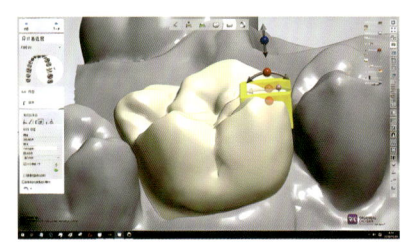

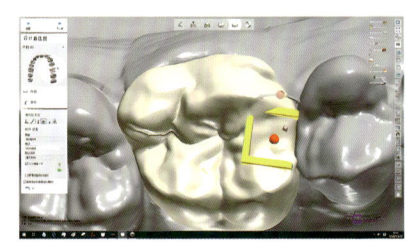

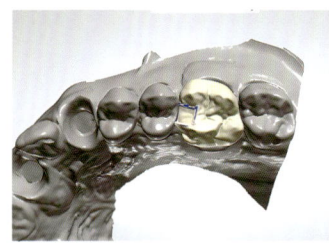

图 3-6 调整附件的方向/位置/深度

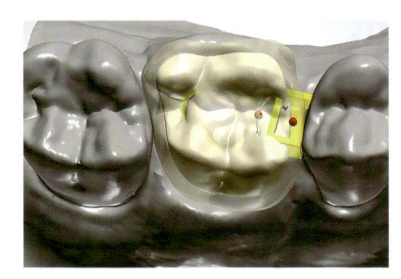

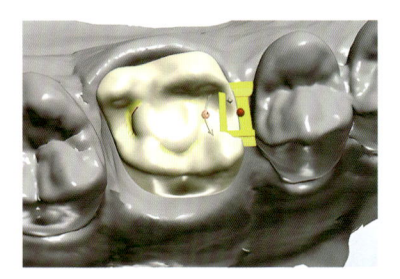

图 3-7 选择回切,预留烤瓷空间

（4）CAM 制作：将设计完成的数字化设计的数据根据材料/类型进行排版。

3D 打印永久修复材料有钴铬金属及纯钛金属，钴铬金属可制作金属全冠、金属烤瓷冠、金属烤塑冠。纯钛金属适宜金属全冠及纯钛金属烤塑两种。（种植螺丝固位不适用 3D 打印）

数字化切削永久修复材料有钴铬金属、纯钛金属、氧化锆、玻璃陶瓷、复合树脂材料等（图 3-8）。（种植单冠螺丝固位仅适用于钛基台为基底，种植螺丝固位桥仅适用于数字化切削金属，钴铬/纯钛）

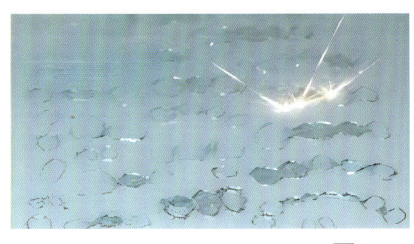

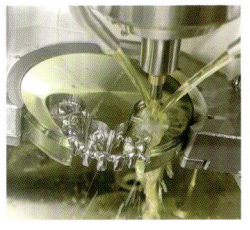

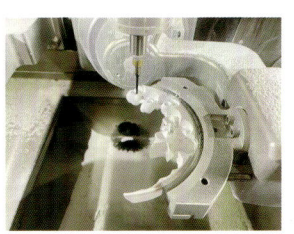

图 3-8　数字化打印/切削

种植修复数字化修复方式选择：

单冠（粘接固位）：成品基台+氧化锆/玻璃陶瓷/金属，全冠/烤瓷/烤塑。

单冠（螺丝固位）：钛基底+氧化锆/金属，全冠/烤瓷/烤塑。

桥（粘接固位）：成品基台+氧化锆/金属，全冠/烤瓷/烤塑。

桥（螺丝固位）：个性化种植切削纯钛支架+外冠/个性化种植切削纯钛支架+成品树脂牙/个性化种植切削纯钛杆卡+氧化锆壳/个性化种植切削钴铬金属烤瓷桥。

图例：多功能数字化种植螺丝固位牙桥（钴铬烤瓷）

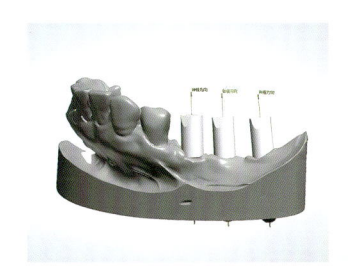

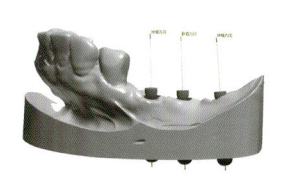

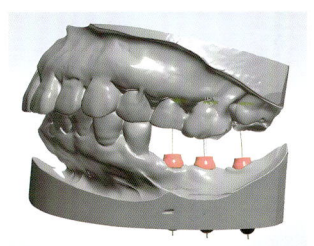

仓扫模型，定位植体

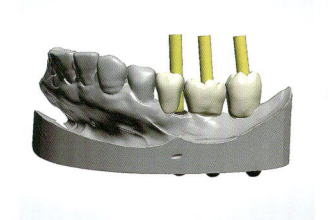

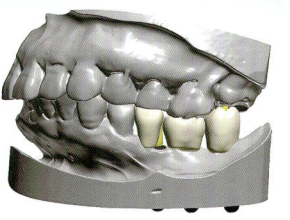

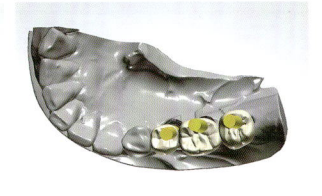

虚拟排牙

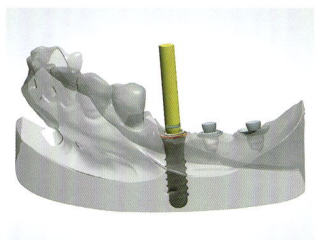

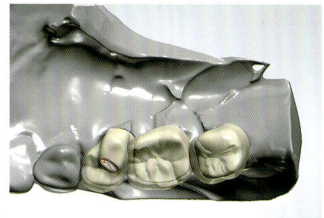

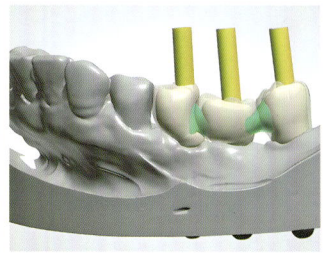

选择基台接口，预留瓷层空间，设计连接体

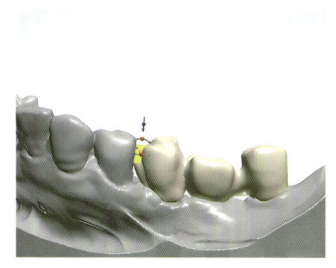

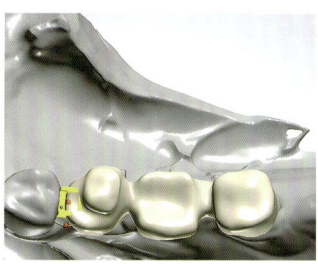

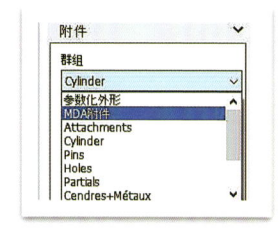

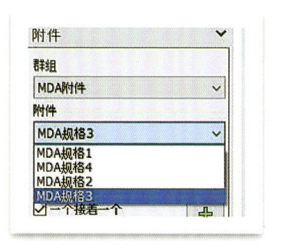

根据牙冠的位置 / 大小 / 咬合选择适合的模块附件

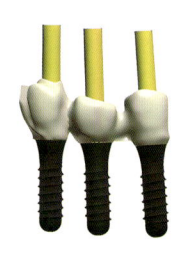

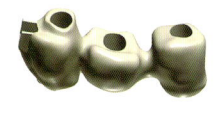

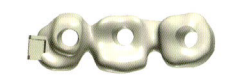

完成数字化支架设计

（黄　英　王俊义　卢委英）

第四章

数字化多用途牙冠的临床应用

数字化多用途牙冠主要用于后牙缺失修复，可调整部分可以安放在多用途牙冠的近中或远中。多用途牙冠主要用于预防和处理食物嵌塞，也可以用于提供半固定桥阴型部件。

食物嵌塞是一个非常复杂的现象。目前的修复教科书已经把食物嵌塞定义为咬合病，说明食物嵌塞在修复学中的重要性。虽然食物嵌塞的临床和病因学研究非常活跃，处理的对策也比较多，但很难得出有效的方案。食物嵌塞是动态的，而且具有食物选择性，另外，食物嵌塞还具有意识控制性。因此，对于食物嵌塞的处理应建立多维度方案。鉴于食物嵌塞的复杂性，本节对食物嵌塞的认知以及发生的机制也进行简单地分析，以便更好地理解多用途牙冠的应用基础和范围。

1. 食物嵌塞的发生机制与特点

1.1 食物嵌塞的发生机制

食物嵌塞的发生机制不清楚，但倾向性明显。食物嵌塞一般发生在年龄比较大的人群，或者青少年时期出现牙周炎的人群。本质上，牙齿松动是食物嵌塞的基础。当然，如邻面龋齿导致邻接破坏也是食物嵌塞的重要原因。邻接关系破坏是食物嵌塞的基本条件，实际上，即使没有邻接关系破坏也可以出现食物嵌塞。邻接关系是否破坏的判断常常以 50 μm 粗细的牙线是否可以通过为标准。这是静态下的检查，但在咀嚼状态下是否可以保持不变呢？牙周支持稳定性至关重要。身体状况以及口腔局部的炎症都影响牙齿的稳定性。当牙周发炎（上火）时，牙齿松动，食物嵌塞会发生。食物嵌塞是多因素共同作用的结果，因此，处理食物嵌塞需要综合考虑，采取主因子协同处理方案，不同条件下其权重不同，同时，还要考虑食物嵌塞的时序性，不同年龄阶段处理方式存在差异。

1.2 食物嵌塞发生的特点

1.2.1 年龄与食物嵌塞

随着年龄增加，牙齿的稳定性降低。当承受的咀嚼力比较大时，牙齿可以出现水平向或者垂直线移位。当两个邻牙的移位不一致时，邻接关系也会发生变化。特别是邻牙是种植牙时，天然牙容易出现水平向移位和垂直向下沉。因此，食物的不同导致食物嵌塞的情形不同，相对而言，粗纤维的食物或者硬质食物产生食物嵌塞的可能性大。

一般而言，年轻人发生食物嵌塞概率比较少。成年男性在 50 岁以后易发食物嵌塞，女性较早，大约在 45 岁以后易发。这与身体状况以及口腔状况等相关,随着牙槽骨的吸收,牙周状况变差以及牙周储备减少,身体适应变化能力变弱。当工作压力增加以及熬夜时,发生食物嵌塞更加容易。

1.2.2 位置与食物嵌塞

食物嵌塞主要出现在磨牙区,特别是第一磨牙与第二磨牙之间,因此在修复第一或第二磨牙时要特别注意。当联冠修复第一与第二磨牙时,食物嵌塞的机会大大降低。牙列完整时,第一二磨牙间发生食物嵌塞的机会大;当第二磨牙缺失时,则第一磨牙与第二双尖牙间食物嵌塞的机会大。因此,当第一或第二磨牙单独修复时,必须考虑食物嵌塞的情况。第一磨牙与第二双尖牙之间食物嵌塞的机会次之。相对而言,处理该处的食物嵌塞容易。

牙周状况对食物嵌塞位置也产生影响,特别是第一磨牙的健康状况对食物嵌塞发生位置产生重要影响。当第一磨牙缺失时,可发生咀嚼习惯改变。最常见的变化是对侧单侧咀嚼。在这样的情况下修复缺失的第一磨牙有时可产生自然解决对侧食物嵌塞的效果。食物嵌塞的发生与牙列完整性和功能再现性关系很大,在处理食物嵌塞问题时,千万不能只看到局部的嵌塞问题,一定要考虑牙列和功能等因素。

1.2.3 对称性与食物嵌塞

一个很重要的方面是双侧不对称缺失时,食物嵌塞发生的位置不稳定;当完成双侧缺损修复时食物嵌塞的发生情况与天然牙列情况一样。临床上单侧咀嚼与牙列不对称缺失有很大关系,而且,食物嵌塞的发生也明显影响咀嚼习惯。咀嚼习惯包括咀嚼食物性质、咀嚼时间以及单双侧等,咀嚼习惯可以辅助诊断牙列状况,对修复治疗有重要的参考价值。单侧咀嚼习惯大多与对侧牙列病变或者缺损等有关,有时也可能仅仅表现为食物嵌塞。对称性判断对于牙列缺损修复以及相关病变处理非常重要。在处理食物嵌塞问题时，对称性解决方案有重要的权重。

如果单侧后牙缺失，对侧牙列完整，则对侧牙列咬合频次增加，会加重牙列承受咀嚼负担，会加速对侧食物嵌塞。因此，在处理食物嵌塞中，牙列完整性和功能再现性是基本要求。单侧第二磨牙缺失时，咀嚼功能基本正常，咀嚼习惯常常是双侧咀嚼。但缺失侧功能负荷相对大，会加重第一磨牙损伤机会。这种情况下，食物嵌塞机会不大。如果单侧第一二磨牙均缺失，则很容易出现完整侧咀嚼，形成单侧咀嚼习惯。对咀嚼习惯影响最大的是第一磨牙。当第一磨牙缺失时，缺失侧容易出现咀嚼缺失。但当双侧第一磨牙缺失时，咀嚼习惯仍然是双侧咀嚼模式。当单侧磨牙均缺失时，单侧咀嚼大概率发生。

1.2.4 食物结构与食物嵌塞

粗纤维食物发生食物嵌塞的可能性大，而细纤维食物发生食物嵌塞的机会小，这主要与咀嚼食物的咬合力大小有关。这表明食物嵌塞与咬合力大小有很大关系。

既然食物粗细可以影响食物嵌塞发生，食物选择上有一定的空间，但长期进食细纤维食物可减弱口颌系统功能。功能角度上不建议通过改变食物谱改善食物嵌塞问题，但具有一定的实用意义。随着年龄增加，口颌系统功能适应性减弱，食物谱也相应发生改变，因此，在一定的阶段食物谱调整是正确的选择。

1.2.5 一过性食物嵌塞与常态食物嵌塞

食物嵌塞可以表现为动态性、选择性。当表现为偶尔行为时，不一定需要医学干预，但检查其咬合接触情况也必要。偶然"行为"之所以偶然，是因为人体具有自修复功能和适应能力；偶然之所以必然，是因为任何事件发生存在必然的理由。

常态性食物嵌塞是一种病态，需要采取综合干预措施。牙列缺损修复以恢复完整性为基础。除了口腔常规性牙周、牙体以及缺损治疗外，全身干预也非常重要。改善睡眠、舒缓工作压力以及健康生活习惯对改善食物嵌塞有很大帮助。

1.2.6 咀嚼速度与食物嵌塞

正常的咀嚼过程是非自主的，其速度、频域与时间依据食物结构不同而不同。食物嵌塞发生是过程性的，当感知食物嵌塞结果时，其过程具有时序性。因此，可以通过放慢咀嚼速度阻断食物嵌塞发生。特别是咀嚼粗纤维食物时，可以通过减缓咀嚼速度控制食物嵌塞发生。

正常状态下，一餐饭的时间大约在10至30分钟。如果进食时间非意识控制下超过半个钟，一方面可以认为牙周问题所致咀嚼功能不全；另一方面可以考虑咀嚼功能强大的磨牙缺失。单侧咀嚼一般不影响咀嚼效率。

1.2.7 食物嵌塞的容忍度

在所有因为食物嵌塞的患者中，只有部分求诊。求诊的主要原因是嵌塞所产生的疼痛和不适感；不求诊的原因是医疗条件和自我认知有限。不少患者认为食物嵌塞是年龄增大的必然现象，也有人认为食物嵌塞没有很好的办法处理；同时，也可能因为存在容忍度差异。对于食物嵌塞不同反应，一方面，医生必须告知患者发生食物嵌塞的可能性非常大，另一方面，医生需要了解患者对食物嵌塞的容忍度。总之，医生需要在修复方案上与患者进行协商。

所有食物嵌塞求诊患者中，初戴入修复体的患者居多，一般在初戴入修复体半年左右的患者高发,而且认为与修复体质量有关。如果没有预先告知,患者则可能将责任多归于初戴入的修复体不良。医生往往需要重新制作新的修复体,给医生带来很大的心理负担和烦恼。且重新制作修复体不一定能解决问题。食物嵌塞的复杂性和不确定性是医生所忌惮的,因此,全面认识食物嵌塞的发生机制和可能变化趋势对于处理食物嵌塞非常重要。不能简单地把食物嵌塞归结为邻接触丧失的必然结果。

2. 对食物嵌塞的专业与非专业认知与反应

2.1 专业人员的认知

食物嵌塞作为常见现象似乎有些司空见惯,虽然专业医生有些处理食物嵌塞的医学手段,但这些手段的有效性和广泛性远远不够,甚至少数医生把食物嵌塞寄托在牙线或牙签上。这种情况并不是个别医生的问题。临床上主诉食物嵌塞的寻求处理的大部分情况是修复之后,而天然牙列食物嵌塞寻求处理的患者很少。也有医生认为义齿修复没有问题,而是邻牙牙周病松动导致,容易产生纠纷。

2.2 非专业人员的认知

很多人认为食物嵌塞是自然现象,不是什么疾病之类的问题,另外,在临床检查中发现有明显的食物嵌塞的患者并没有因此寻求处理,表现为临床情况与患者的反应不一致,也就是虽发现明显的食物嵌塞,但患者没有不适的症状。这些人没有处理食物嵌塞的诉求,因此,临床上真正寻求处理的患者主要出现了不适反应,特别是疼痛反应,食物嵌塞后强烈不适。这让患者认为是义齿修复出现了问题,需要重新制作新义齿。

总体来说,无论是专业还是非专业认知,都存在巨大的误区。要完全消除这个误区没有那么容易。目前，临床研究工作中在减少这个误区上还是取得了一定的突破，也形成相对稳定的治疗方案。

3. 多用途牙冠使用的基本条件

在前面的章节中对多用途牙冠的基本尺寸要求已经有说明。多用途牙冠的制作需要一定的空间，但也不是绝对的。多用途牙冠在精度不断提高的情况下，即使 0.5 mm 可用空间也可以完成多用途牙冠设计，这种特殊情况要求相邻的基牙相对稳定，如两个种植牙之间。如果邻牙是天然牙，则需要相对标准的设计。其实，无论是临时修复还是相对应的长期修复，其时间都是相对的。如果把长期定义为大于 5 年时间，患者比较接受，但也有少数患者期望保终身的修复。这当然不太可能，因此，多用途牙冠修复需要患者的知情同意。

多用途牙冠思想源于半固定桥阴型部件，因此，可进行半固定桥设计的情况都可以使用多用途牙冠。多用途牙冠包含了半固定桥阴型部件功能。

4. 临床应用

在修复方案上，上下颌缺失修复上无多大差异，而且，多用途牙冠主要针对邻接关系，因此，可以把多用途牙冠临床应用分类按单颌缺失牙位、是否存在邻接关系以及用途进行分类：近中多用途牙冠型、远中多用途牙冠型、近远中多用途牙冠型、半固定桥型。一般而言，末端牙缺失可用近中多用途牙冠型设计，常规把第二磨牙作为末端牙，当然，少数情况也可以把第一磨牙作为末端牙。修复设计首选是完整牙列修复（不包括第三磨牙），不建议只修复到第一磨牙。当牙列缺少第二磨牙时，第一磨牙的负担会大大增加,从而影响第一磨牙的使用寿命。在种植牙中,只修复第一磨牙的种植风险远远大于同时修复第一与第二磨牙的情况。除了第二磨牙外,其他的牙位缺失的牙齿修复均可采用近远中多用途牙冠型设计,但前牙一般不适用经典的多用途牙冠设计,可以采用改良设计,这种情况的主要原因是应力中断和半固定桥设计。

4.1 近中多用途牙冠型

近中多用途牙冠型设计主要用于第二磨牙缺失修复。早期阶段,主要用于第一磨牙缺失修复。在2005—2015年前后10年时间内,对于磨牙缺失的患者只种植了第一磨牙(主要是经济负担上和能够行使咀嚼功能上考虑)。但是,发现远期效果不理想:1)食物嵌塞的发生率虽有下降,但不理想;2)种植失败发生概率增加。这一部分病例基本上增加了第二磨牙的种植修复。所以,在修复设计中,不能只考虑患者当时花了多少钱,一定要长远考虑设计的安全可靠性。从安全角度而言,上颌至少8~10颗种植体比较安全,下颌至少6~8颗种植体比较安全。

单独种植修复第二磨牙风险较大,可以考虑待第一磨牙缺失后一同种植修复。当单独修复第二磨牙时,即使采用了多用途牙冠设计,但第一磨牙牙周状况太差,牙齿在咀嚼受力时牙齿移位太大,多用途牙冠的作用也不大。但如果采用了多用途牙冠型设计,当往后种植修复第一磨牙时可以将近中多用途第二磨牙设计改为半固定桥设计的阴型部件,而不需要重新制作第二磨牙,大大降低了患者的费用(图4-1—图4-5)。如果单独修复第一磨牙,也可以在不影响第二磨牙情况下进行。因此,多用途牙冠型设计的本质是增加了牙冠的使用选择,没有弱化牙冠本身,反而还增加了抗邻接面崩瓷的能力。

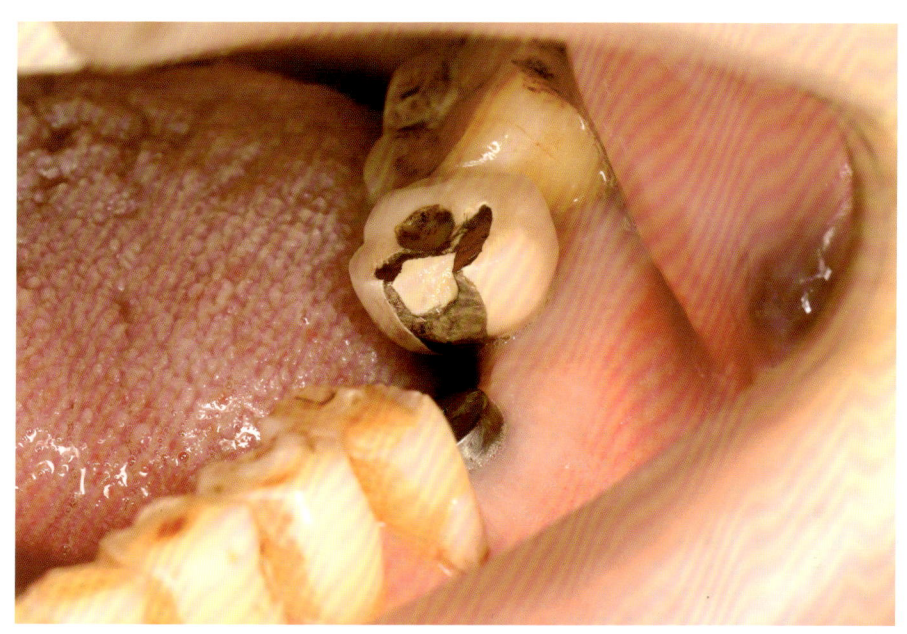

第四章 数字化多用途牙冠的临床应用 071

图 4-1 第二磨牙 5 年前完成种植修复，现在种植修复第一磨牙

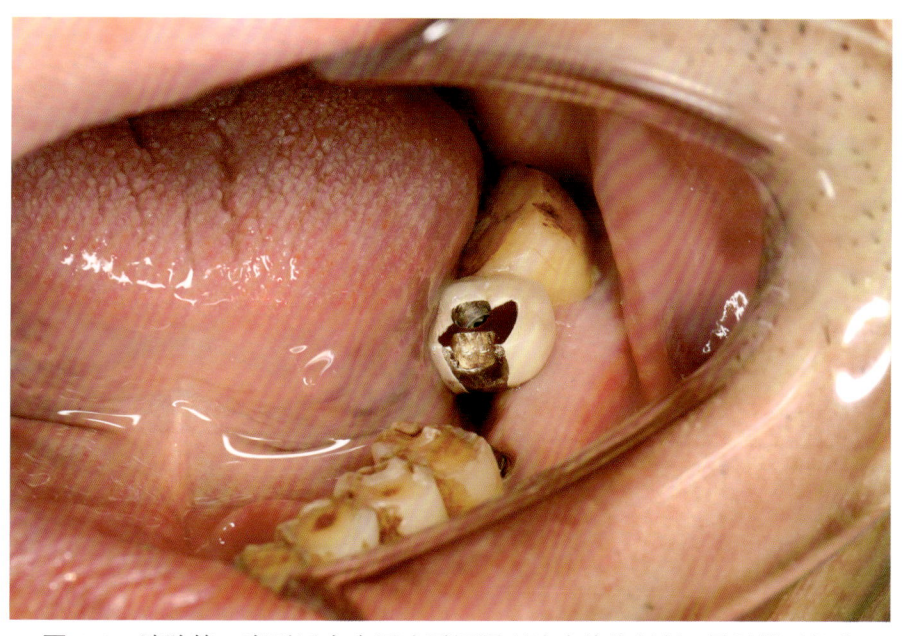

图 4-2 清除第二磨牙近中多用途牙冠阴型腔内烤瓷材料，暴露阴型部分

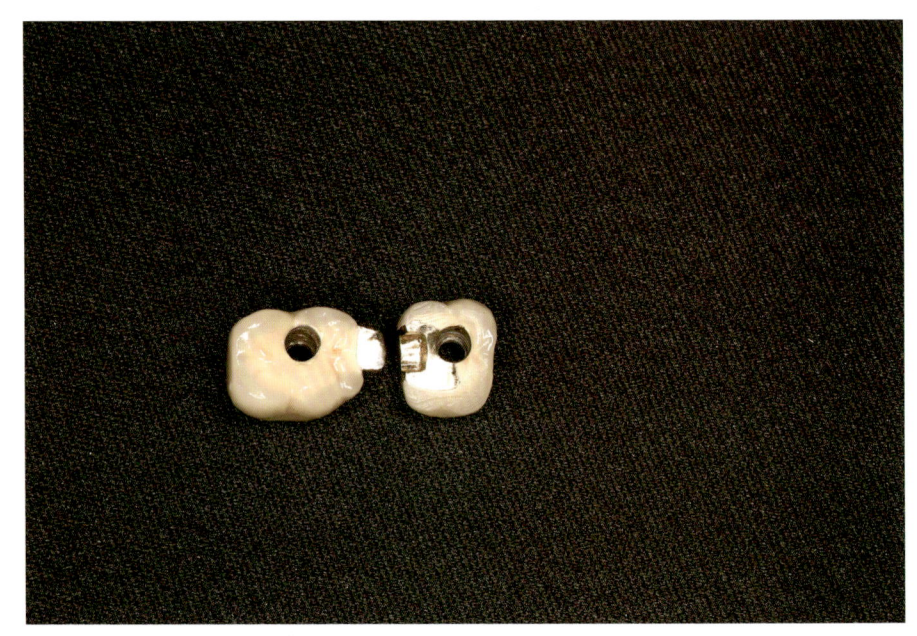

图 4-3　第一二磨牙牙冠形体

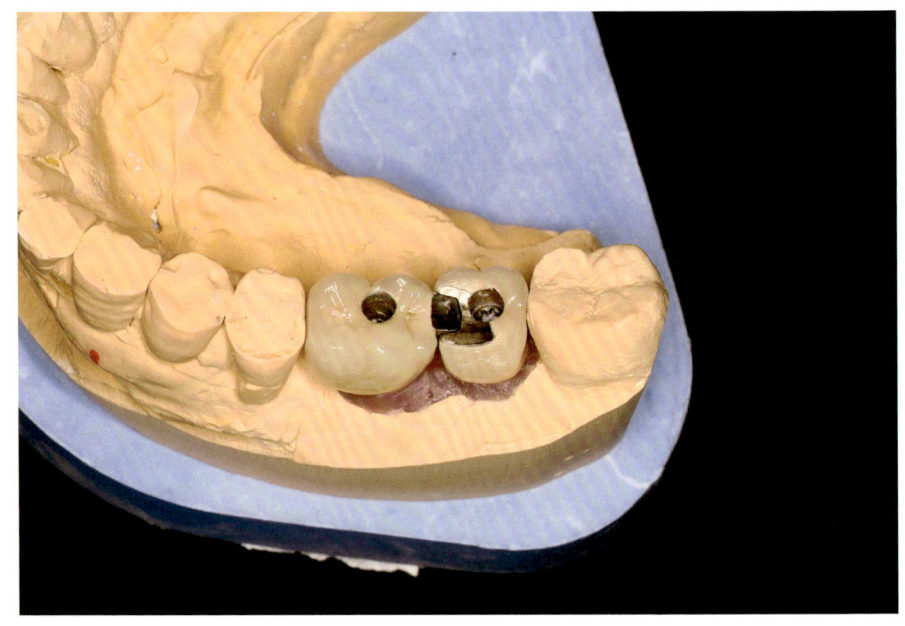

图 4-4　模型上状态

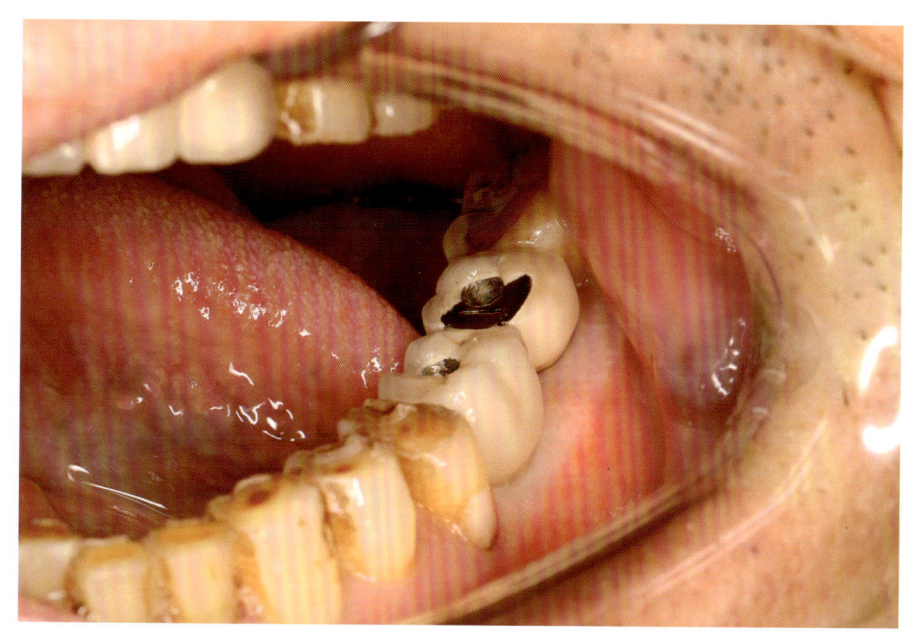

图 4-5　口内戴用状态

4.2　远中多用途牙冠型

考虑到天然牙近中漂移特点,单纯制作远中多用途牙冠预设处理邻接触问题意义不大。临床中选择第一磨牙远中采用远中多用途牙冠型设计的目的是方便将第一二磨牙形成互联体。这样的设计一方面有效避免了第一二磨牙邻接触崩瓷所造成的结构破坏,另一方面,第一二磨牙共同受力减少了单独受力可能的负荷过载问题。临床上采用这种设计丰富了临床方案。即使患者不选择互联结构,单独修复第二磨牙也可以。近 10 年的临床应用发现其邻接触面崩瓷的机会基本接近 0,这与设计的良好的抗剪切力有关。

4.3　近远中多用途牙冠型

近远中多用途牙冠型可以用于近远中有邻接关系的牙齿修复,但临床上真正使用这种设计的牙齿主要是第一磨牙,一方面,第一磨牙的近远中长度可以满足设计需要,另一方面,第一磨牙是咀嚼主力牙,可以负担咀嚼的 50% 功能。当第一磨牙空间不够时,保留远中多用途牙冠设计。这一点主要考虑咀嚼功能区主要位于第一与第二磨牙上。相对于第一磨牙与第二前磨牙,第一磨牙与第二磨牙的邻接关系要重要很多。因此,在考虑邻接关系时,第一磨牙与第二磨牙的邻接关系是重点。第一前磨牙缺失修复时一般保留远中多用途牙冠型设计,这样的设计主要为将来修复设计提供半固定桥阴型部件需要,实际上,在前磨牙区食物嵌塞发生的概率相对少,这些区域多用途牙冠设计主要为将来的灵活修复设计提供便利,减少患者的费用。

4.4 半固定桥型设计

第一双尖牙缺失时常用远中多用途牙冠,其目的是为实施半固定桥型设计。实际上这是一个偶然的发现。起初只是在牙冠上增加了近中或远中多用途牙冠型设计。当患者在种植修复第一磨牙后 2 年,发现前面的 2 个双尖牙脱落,是种植 1 颗还是种植 2 颗种植体呢?如果选择种植 1 颗种植体方案,那么可以考虑只在第一前磨牙位种植 1 颗种植体与后面的第一磨牙固定桥修复或半固定桥修复。显然,多用途牙冠可以避免重新制作新牙冠,大大减少了患者的费用。

半固定桥型扩展了多用途牙冠的适用范围,为灵活的修复方案提供了条件。在大范围缺失的情况下,可以采用多用途牙冠设计为后期种植修复提供更多的选择(图 4-6—图 4-9)。在种植牙与天然牙之间也可以采用这样的设计以避免食物嵌塞(图 4-10—图 4-12)。

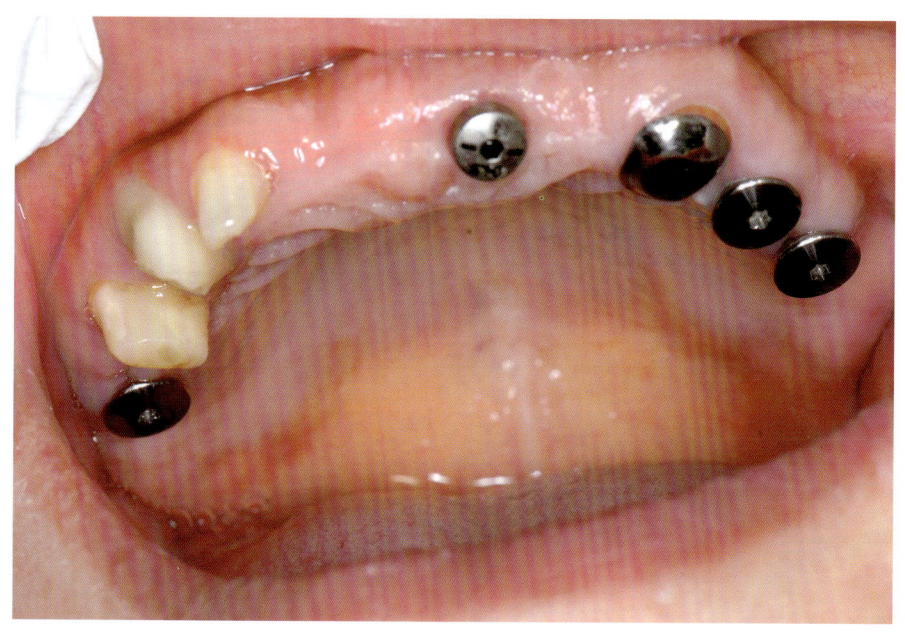

图 4-6　上颌仅余留 3 颗天然牙，拟多功能牙冠设计过渡使用天然牙

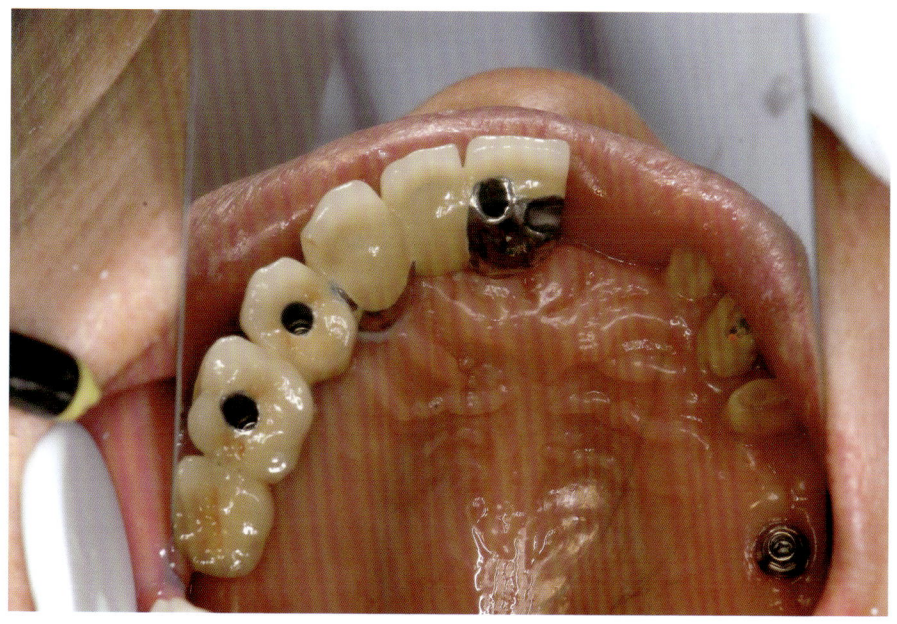

图 4-7　一段种植修复体戴入后，21 近中设计多用途牙冠阴型部件

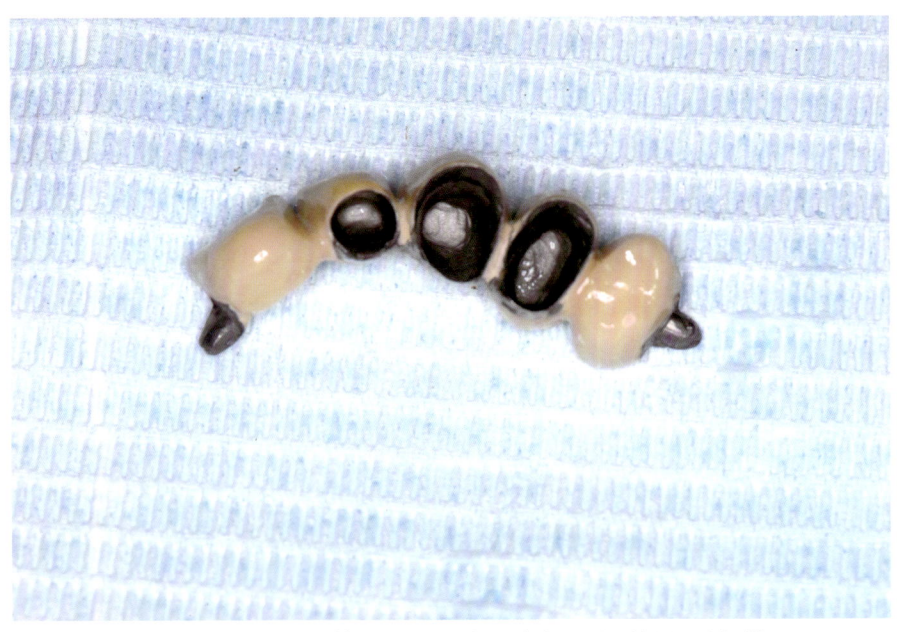

图 4-8　天然牙桥体部分，两端设计多用途牙冠阳型部件

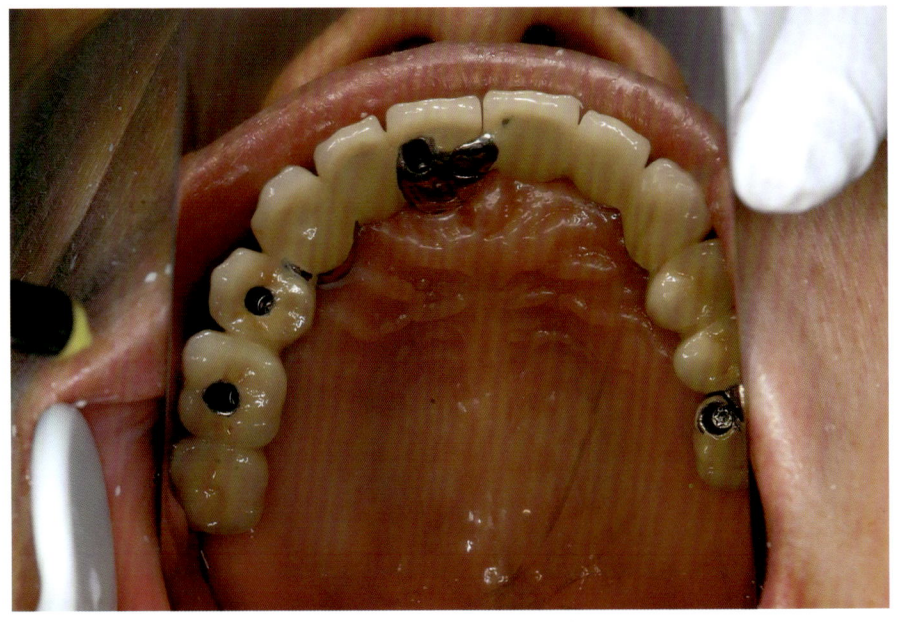

图 4-9　3 段结构戴入口内后

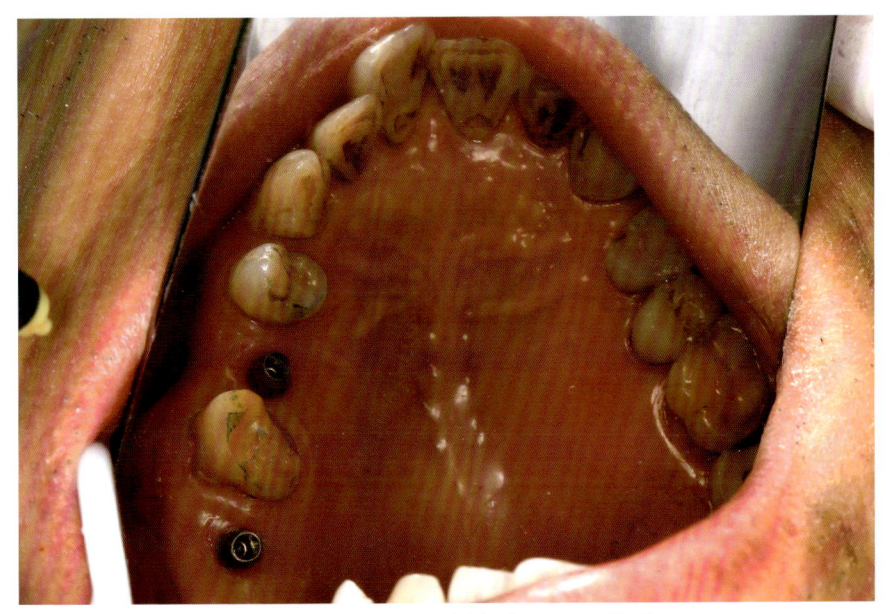

图 4-10　15、17 种植牙，16 天然牙

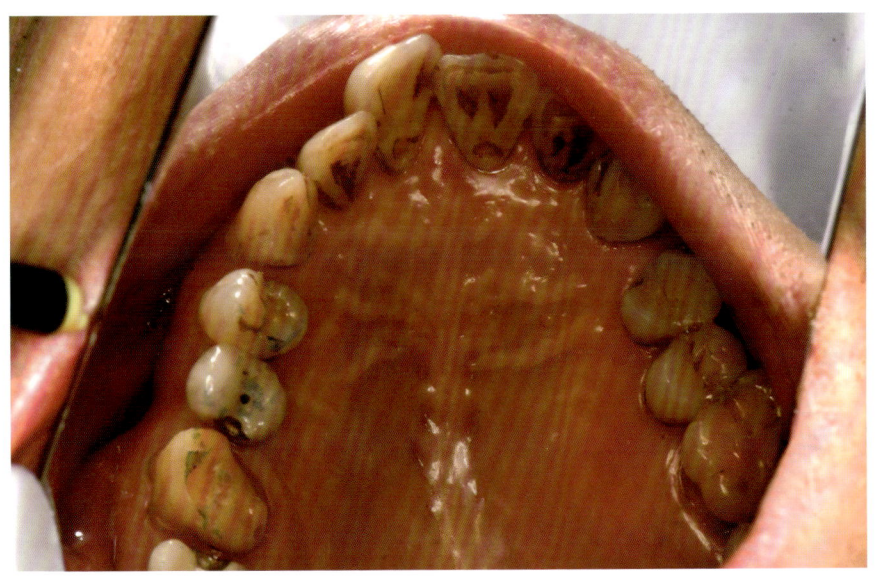

图 4-11　15、17 种植牙戴入后，15 远中，17 近中多用途牙冠阴型部件

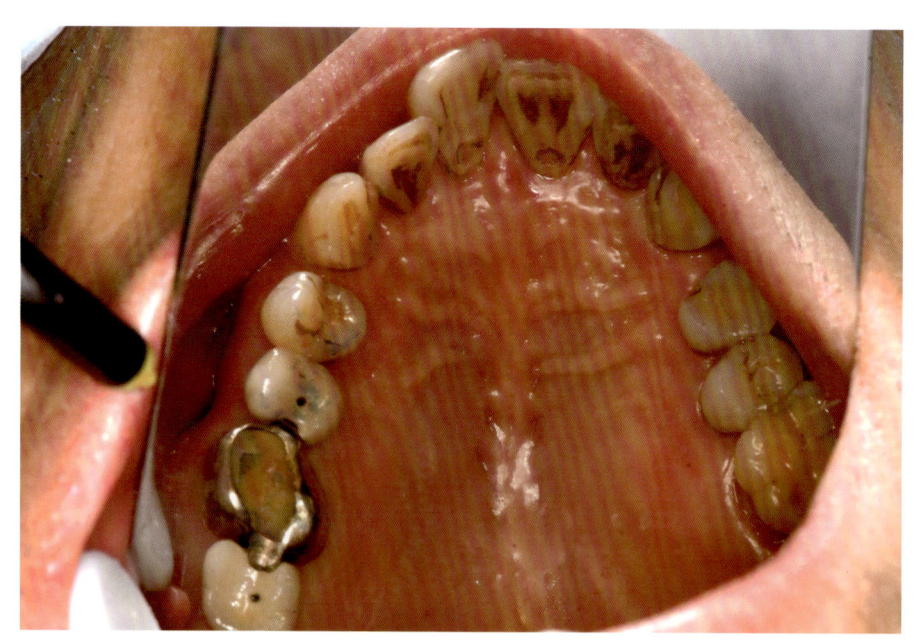

图 4-12　16 开面冠戴入后

4.5　多用途牙冠临床并发症

早期（第一代）多用途牙冠阴型部分用树脂充填，主要用于第一磨牙近中多用途牙冠。这些病例多仅修复到第一磨牙（图 4-1），而第二磨牙难以修复，因此，在第一磨牙与第二双尖牙间极易发生食物嵌塞。为了方便增加邻接触，当时邻接触采用树脂材料充填，但其远期效果较差，树脂容易脱落。当邻接触材料选用烤瓷后这个问题基本解决，但第一磨牙与第二双尖牙间食物嵌塞问题处理仍然不理想。当修复到第二磨牙时，食物嵌塞的处理一下进步很大，这与咀嚼频次和咀嚼功能区改变有很大关系。

多用途牙冠技术基本成熟，10 年的临床应用在解决食物嵌塞方面取得了比较满意的效果，获得了良好的社会、经济效益，极大地减少了食物嵌塞发生率和由此带来的患者的痛苦。但食物嵌塞发生机制复杂，影响因素众多，而且食物嵌塞状态处于变化之中，因此处理食物嵌塞问题不能简单回答。在处理食物嵌塞的过程中，既要应用已有知识，充分考虑可能的因素，重点在于牙周状况、年龄阶段以及功能对称性，又要充分认识到咀嚼效率最大化在优化设计中的作用；另外，还要考虑关节功能以及神经肌肉的协调能力，任何口颌系统的不良变化都会减弱口腔的功能，以最小能量消耗恢复最大功能状态是口腔修复设计的重要内容。修复设计的基本要求是为最高咀嚼效率提供装置，因此，必须建立综合思维，不能孤立、静止地思考食物嵌塞方案。

（宋光保　张阳晴　曾　艳）

第五章

食物嵌塞的综合分析与处理路线图

　　食物嵌塞作为口腔临床上常见的并发症似乎找到了处理方法，这就是牙线。如果要进行医学干预，也似乎没有很好的方法。这与食物嵌塞发生的频繁性和不确定性有关，患者普遍存在认识盲区。针对患者对食物嵌塞认识上的迷茫和医生处理上的茫然，本章内容旨在梳理这方面的问题，为临床分析与处理食物嵌塞问题提供参考或指导性建议。

　　食物嵌塞是口腔的基本疾病或者并发症。对于食物嵌塞患者，是选择简单的宣教还是寻求积极应对方法？不同专业、不同年资、不同认知的口腔医生的态度和处理相差迥异。整体而言，食物嵌塞还是口腔领域的一个棘手问题。这与该问题的复杂性和差异性等有关，因此，在应对食物嵌塞问题时需要综合分析思维，形成问题的解决方案。

　　要形成食物嵌塞的处理方案，首先要考虑综合分析所涉及的因素。如此多的因素，孰重孰轻？为此，本章将分级、递进地向读者介绍，希望起到抽丝剥茧、雾开云散的效果。

初诊的患者，首先要了解食物嵌塞的时间长短、食物性质、咀嚼速度以及好发的位置。一般而言，一过性食物嵌塞的情况不会寻求治疗，只有长期受食物嵌塞困扰的患者才大概率求诊。对于易嵌塞食物的性质，主要为粗纤维或者质硬的食物。相对而言，粗纤维或质硬的食物需要更大的咬合力。实际上，咬合力大小是处理食物嵌塞中非常重要的环节。咀嚼速度是容易被忽略的因素。食物嵌塞是一个过程，需要时间完成；当咀嚼速度放缓时，可以及时防止嵌塞的进一步加重，从而有效减轻其造成的伤害。咀嚼速度也反应了口腔功能状况以及食物结构情况。好发的位置一定要清楚，食物嵌塞的好发位置往往是固定的，因此要做到有的放矢，精准有效就必须有位置的概念。

其次，要了解牙列的完整性以及功能性。不完整的牙列会影响咀嚼习惯，单侧的磨牙缺失对咀嚼习惯影响较大，特别是第一磨牙缺失。单侧咀嚼会加重功能侧负担，增加食物嵌塞风险。牙列的功能状态主要与牙周状况有关，主要考虑牙槽骨以及牙周膜的功能状况。因此，恢复完整牙列是处理食物嵌塞非常重要的环节，这一点很少在现有书籍中强调。牙体的缺损也损伤牙列的完整性，有时，对侧牙体缺损也会诱发食物嵌塞发生，牙体缺损影响了咀嚼功能区的完整，进而改变咀嚼习惯，所以，在处理食物嵌塞过程中必须重视对侧牙列完整性。另外，牙列的功能性也影响牙列的完整性，对侧牙列因为牙髓或者牙周的问题也可影响牙列完整性，所以，咀嚼习惯的询问可以大致了解牙列的状况，为制定合理的修复方案提供重要的参考。

再次，形成灵活可调整方案。食物嵌塞是一个变化的状态，具有阶段性特点。因此，在制定系统处理方案的同时需要告知患者阶段性处理方法。

第五章 食物嵌塞的综合分析与处理路线图

实际上，当天然牙相继缺失后形成全牙弓整体修复应该是最终结果。当然，如果把这个牙列连接成一个全牙弓桥形式可以认为或者作为永久方案。在形成方案或者实施食物嵌塞治疗前必须让患者了解食物嵌塞的一些基本知识，并签订知情同意书。一般而言，食物嵌塞的方案可以从基本卫生宣教、咬合调整、牙列完整性恢复以及固定连冠修复递进关系推进。

图表 5-1 是食物嵌塞路线图，在处理食物嵌塞的患者时，遵循从最基本的卫生宣教开始，对于食物嵌塞患者，并不是每一个患者都要走完全流程（图 5-1）。有不少患者完全可以通过卫生宣教解决。咬合调整可以解决的病例不少，在咬合调整过程中，往往不是一蹴而就的，要依次推进，既

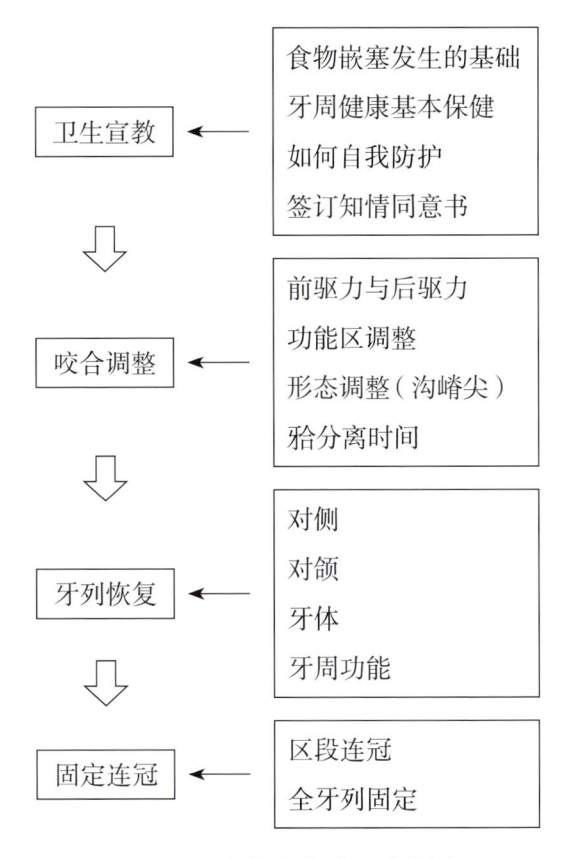

卫生宣教	←	食物嵌塞发生的基础 牙周健康基本保健 如何自我防护 签订知情同意书
咬合调整	←	前驱力与后驱力 功能区调整 形态调整（沟嵴尖） 𬌗分离时间
牙列恢复	←	对侧 对颌 牙体 牙周功能
固定连冠	←	区段连冠 全牙列固定

图 5-1 食物嵌塞处理路线图

要通过咬合调整建立信心，又要认识到食物嵌塞的变化性。临床中，要重视前驱力和后驱力调整，实际上，还可以是舌驱力或者颊驱力。咬合调整至少对 70% 的患者有效。正确的认识往往比一次治疗更重要，但是仍然需要以疗效为基础。线路图中𬌗分离时间（disocclusion time）是一个非常重要的概念，指正中𬌗状态到牙齿完全分开状态。侧向𬌗分离时间不要超过 0.4 秒，否则它不仅影响颞下颌关节肌肉系统，还对牙列的稳定性造成较大的影响。

作为本书重点介绍的多用途牙冠似乎在图表中没有位置，这表明多用途牙冠在处理食物嵌塞中发挥的作用是局部的、有限的。食物嵌塞是一个体系工程，多用途牙冠能够发挥一定作用已经非常不易，而且，多用途牙冠的作用不是单一的。因此，要正确认识和理解多用途牙冠的作用。

以苏某某的就诊过程说明本路线图。苏某某 2010 年完成了 36、47 种植修复，2017 年复诊时诉左侧无法咀嚼，近来右侧咀嚼时疼痛（图 5-2）。

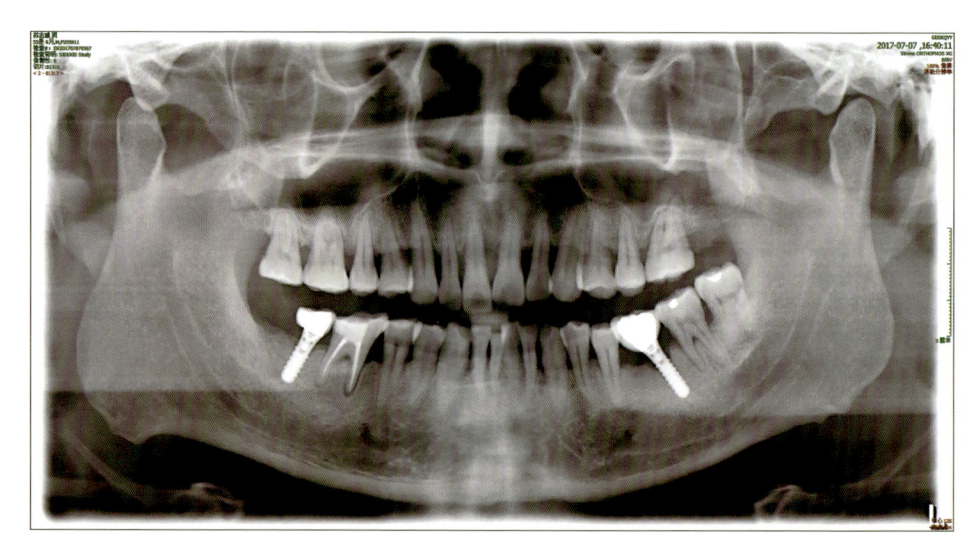

图 5-2　36、47 种植 7 年后，无明显异常

现病史：2010 年完成 36、47 种植后左侧咀嚼为主，右侧咀嚼较少。2017 年始左侧咀嚼出现疼痛，转而右侧咀嚼，大约 3 个月后右侧开始出现咀嚼疼痛无力。检查：口内咀嚼实验发现右侧咀嚼力点在 45、46 之间（图 5-3），

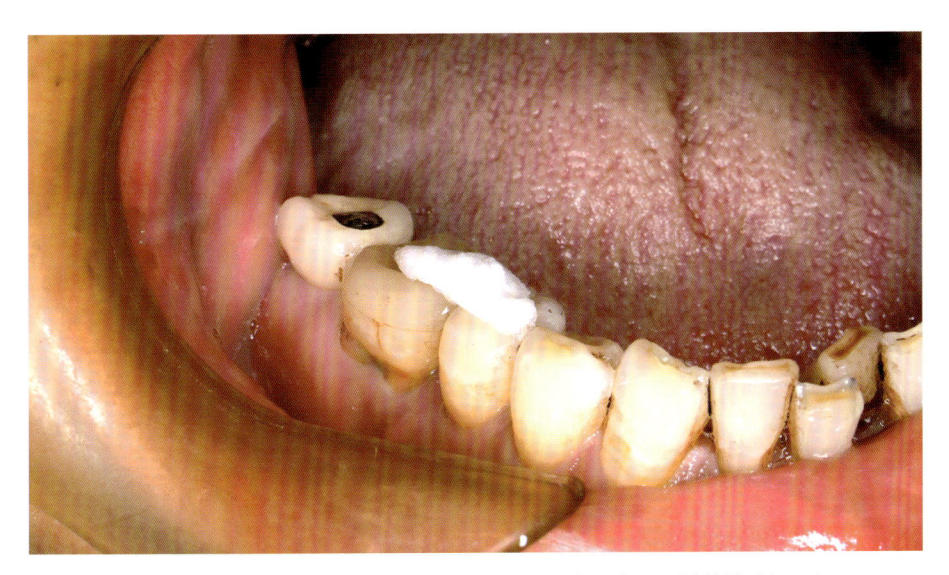

图 5-3　右侧咀嚼时力点位于 45、46 之间，与 X 影像资料匹配

左侧咀嚼为主。2021 年 36 种植体松动（图 5-4）。取出 36 后，右侧咀嚼为

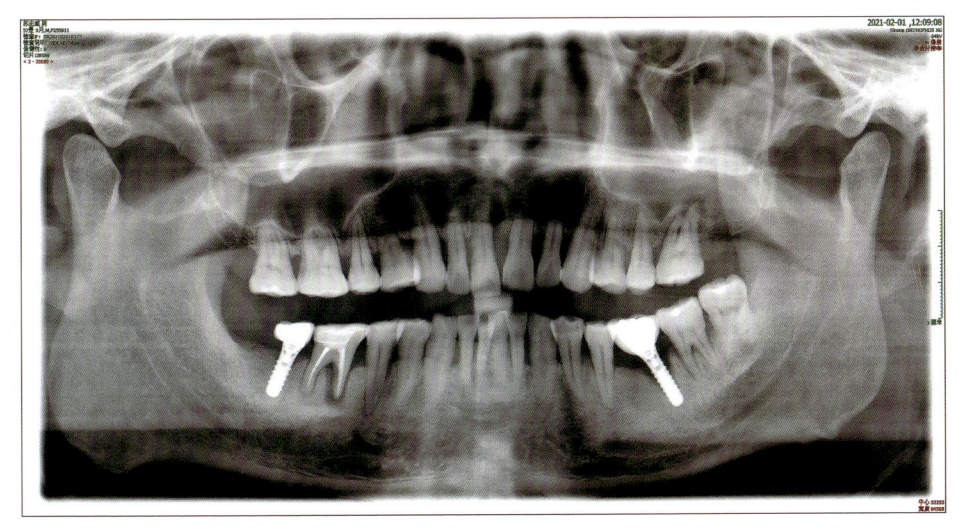

图 5-4　36 种植体植入 11 年后松动，取出后再种植

主。因此加重46病变，46颊侧瘘管，咀嚼时疼痛，叩痛，牙周袋深度达10 mm，当病情进一步发展时，右侧咀嚼力点前移，到达44、45之间（图5-5），而且拔除46时发现其近中根折裂（图5-6）。食物嵌塞往往发生在力

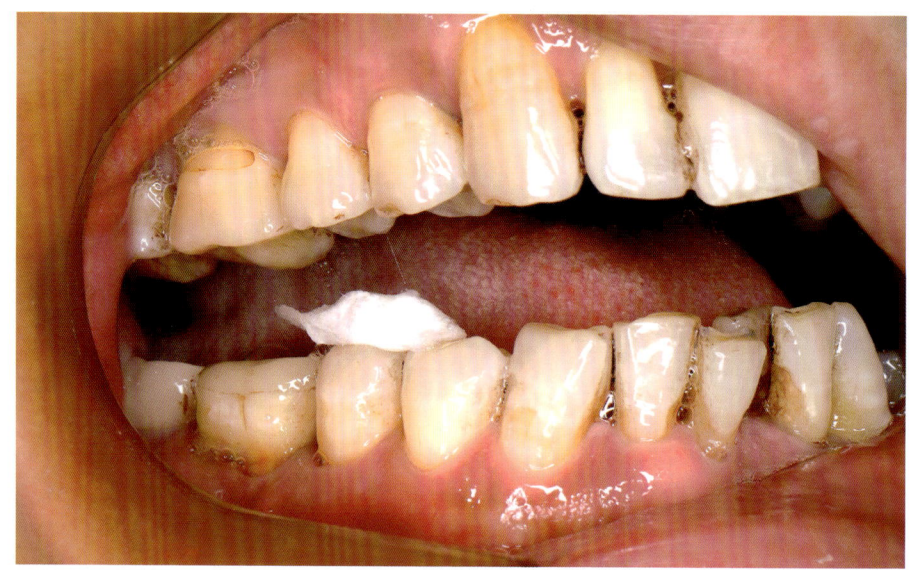

图5-5　46功能丧失，右侧咀嚼力点位于44、45之间，力点前移

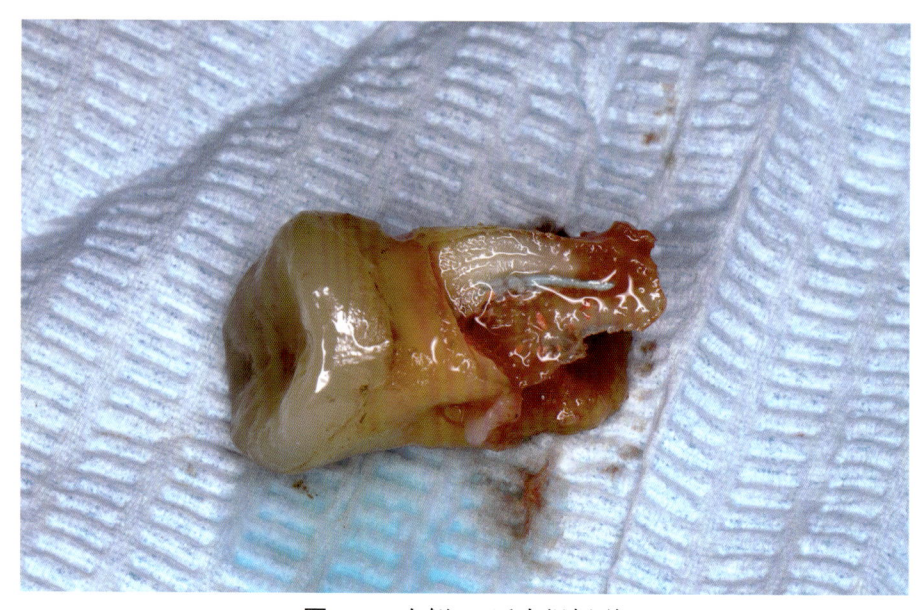

图5-6　右侧46近中根折裂

点之间。拔除46后，右侧咀嚼力点后移到47上（图5-7）。等卸下47后，

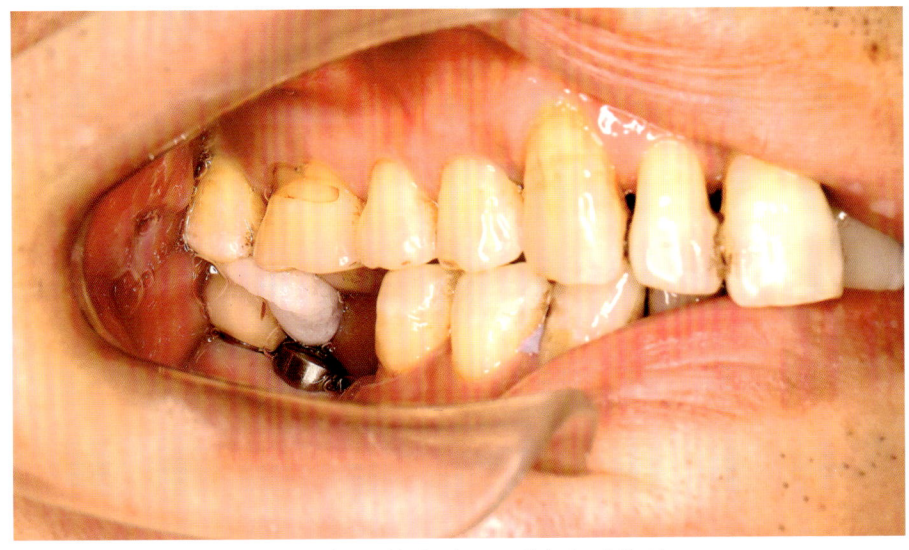

图5-7 当46拔出后，咀嚼力点后移到47

咀嚼力点不稳定，位于45远中，右侧咀嚼处于游离状态，其食物嵌塞也不存在（图5-8）。左侧35、36成为咀嚼力点区，形成日常咀嚼功能，偏侧咀

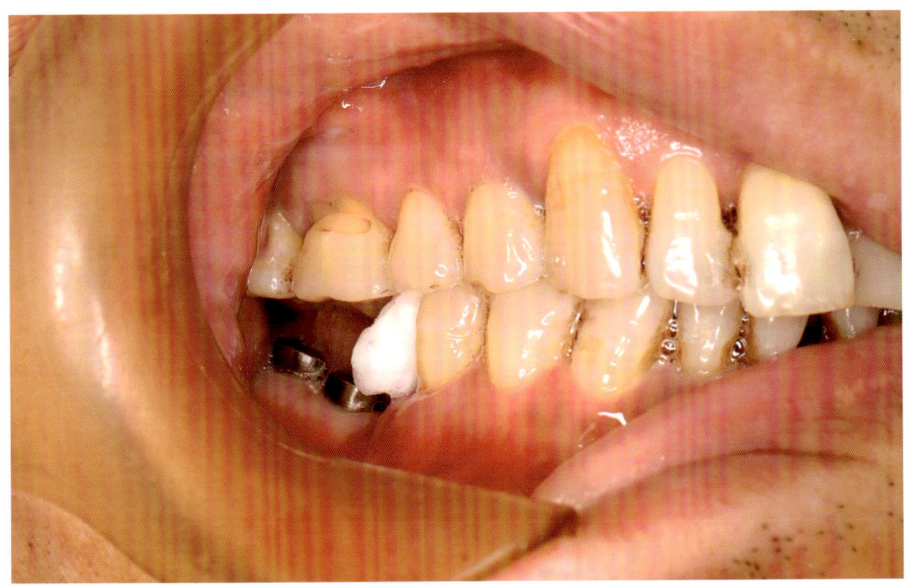

图5-8 当取下47种植牙后，力点不稳定，处于游离状态

嚼导致26过度负荷（图5-9）。种植26，27、46后骨整合良好（图5-10）。

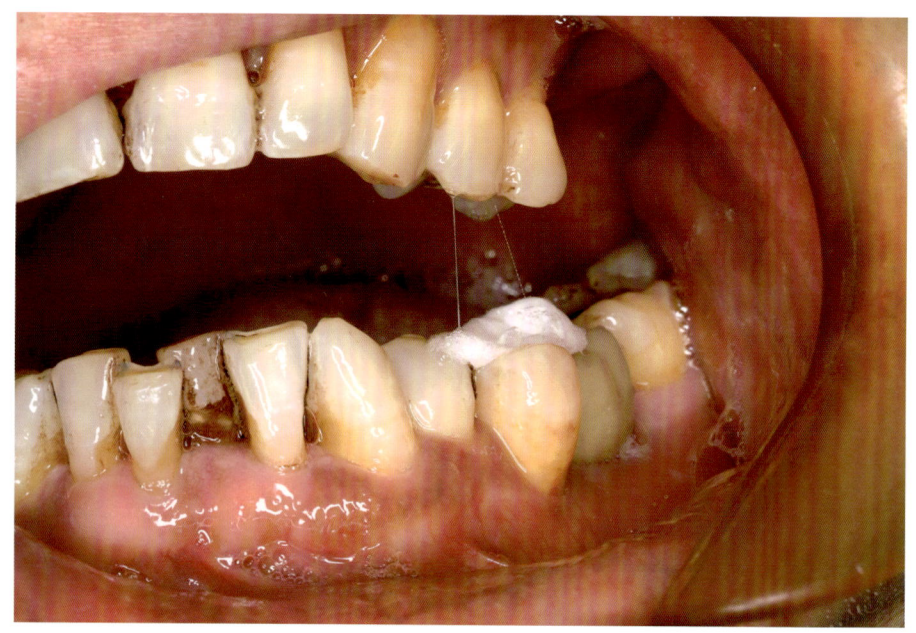

图5-9　左侧咀嚼时力点位于35、36之间，26天然牙松动拔除

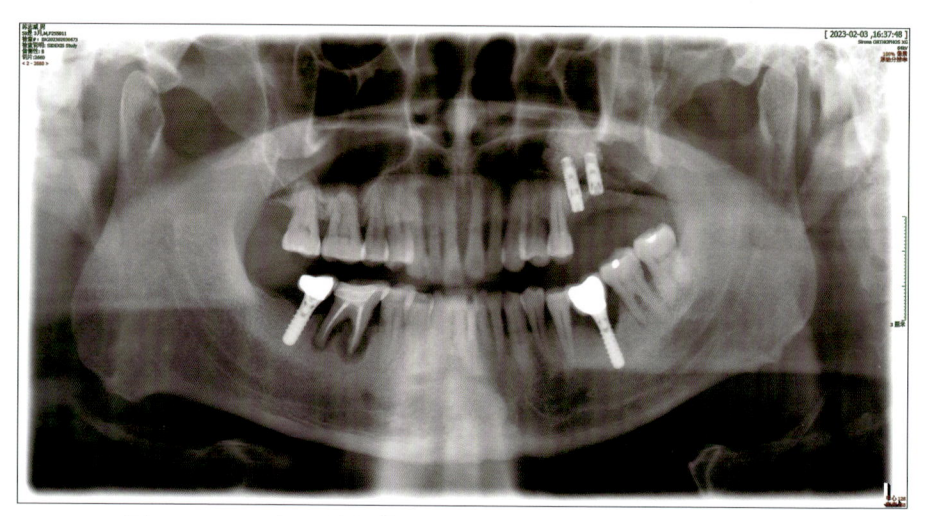

图5-10　显示36种植体周围稳定，46、26、27骨整合良好

当右侧46、47恢复后，咀嚼力点立即回到46、47之间（图5-11）。这时，

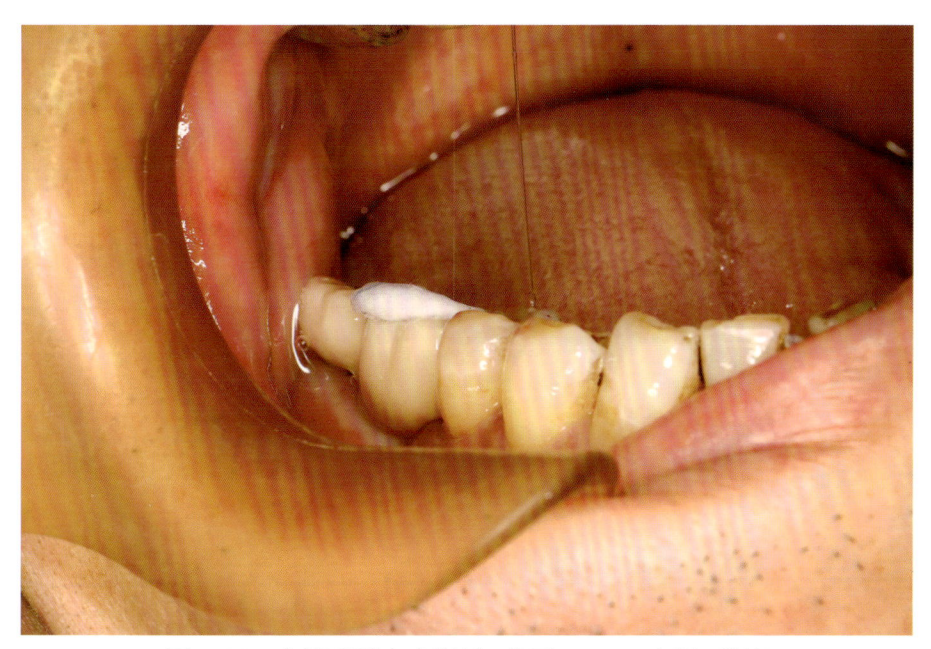

图5-11　右侧咀嚼力点恢复，位于46、47之间，稳定

左侧的咀嚼功能迷失，当然也不会发生食物嵌塞（图5-12）。只有当左侧

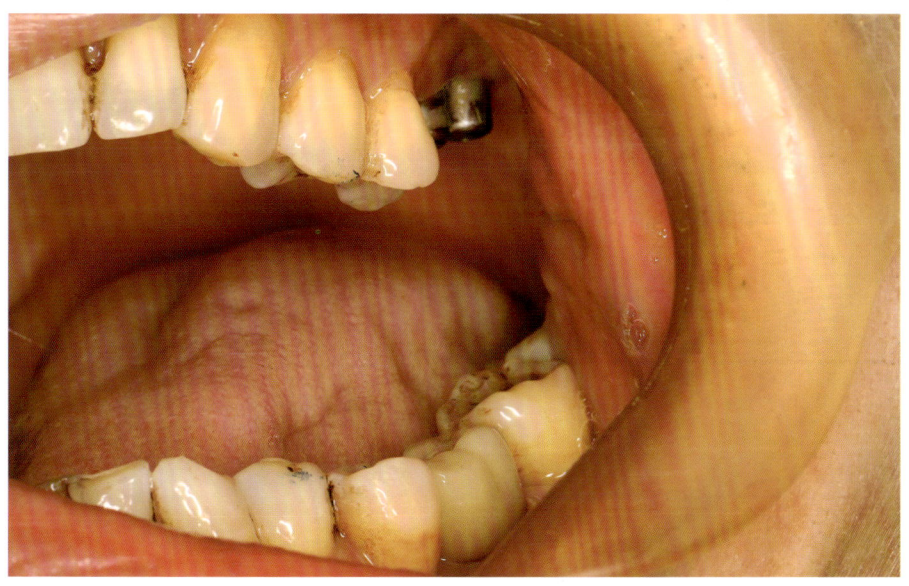

图5-12　右侧力点恢复后，反而左侧咀嚼力点丧失

26、27恢复后(图5-13),双侧咀嚼功能才平衡。当磨牙形成连冠修复时,

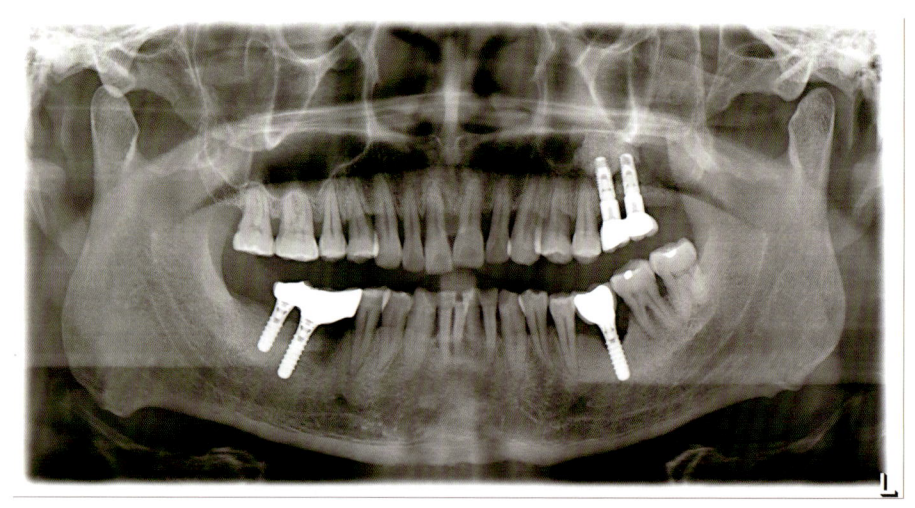

图5-13 种植体周围骨结合良好,稳定

食物嵌塞很难发生。因此,食物嵌塞的发生位置是变化的,在处理食物嵌塞过程中,关键在于建立稳定的咬合功能区,而且,功能区要避免分离状态,因此,连冠修复成为后期修复中重要的方法。

这个病例咀嚼功能左右侧的变化过程,说明咀嚼功能变化一定有其原因。咀嚼习惯的形成大部分是长期的。因此,强调平衡、对称、功能的协调和咀嚼习惯,对于咬合功能重建具有重要的参考意义。双侧磨牙缺失与恢复过程中,一定要重视双侧功能状况。临床上存在少数病例有过补偿行为,如单侧第一磨牙缺失后第二磨牙前移过程中恢复其咀嚼功能,所以,在缺失牙恢复过程中,一定要了解功能状况。对于具备功能状况的不完整牙列,可以滞后种植修复。这主要是考虑到过程的复杂性和不确定性,一方面,患者具备咀嚼功能;另一方面,重建后对咀嚼功能的提升可能作用不大,关键是万一不如重建前的情况则无法规避风险。因此,建议在种植修复中既要考虑功能恢复,又要考虑风险控制。

在观察咀嚼习惯时，不仅要分析咀嚼是单侧还是双侧，还要分析吃一餐饭需要的时间，这个时间可以分解为每一次咀嚼吞咽完成所需要的时间，也就是平时说的咀嚼快慢。正常情况下一餐饭所需时间大约在10～15分钟之间。如果时间超过30分钟，则需要考虑咀嚼功能缺陷情况。对于本病例，整个治疗过程中均出现咀嚼时间的变化，只有当整个牙列完成修复后咀嚼时间才趋于稳定。

最后，还要分析患者的食谱，就是食物的硬度分布。本病例出现过短暂的食物硬度受限，就是磨牙完全缺失后引起功能受限。一般而言，磨牙的功能完整性是保障食物谱硬度的关键。

患者一年后复诊发现左侧偶尔出现食物嵌塞，检查发现处理25、26之间触点稍微松一点外（图5-14），35、36、37之间触点均紧密，牙线通

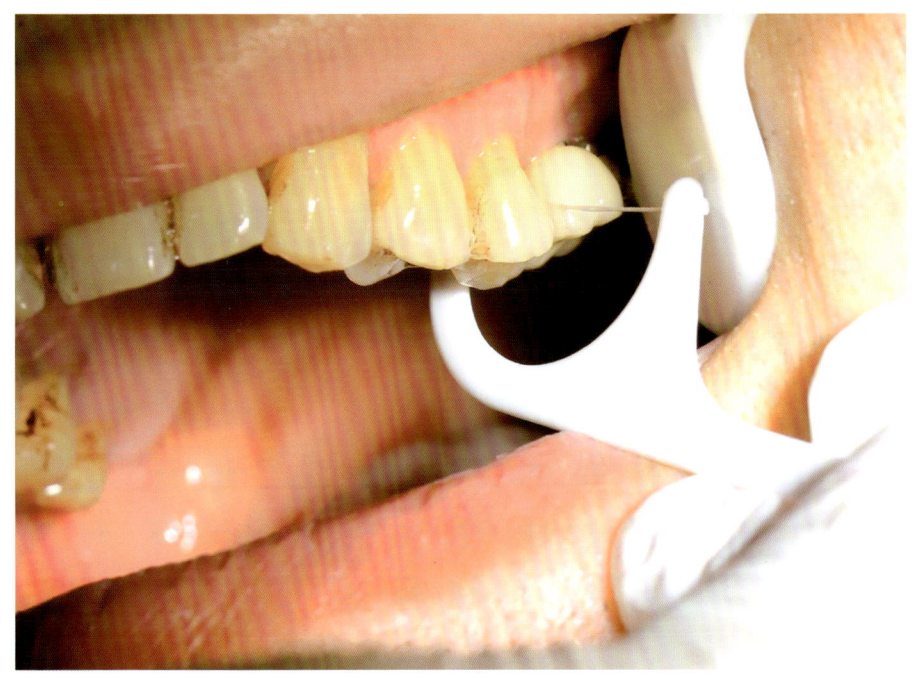

图5-14 牙线通过26时弯曲示阻力

过 36 近中以及远中时弯曲示阻力（图 5-15，图 5-16），牙线通过 46 近中

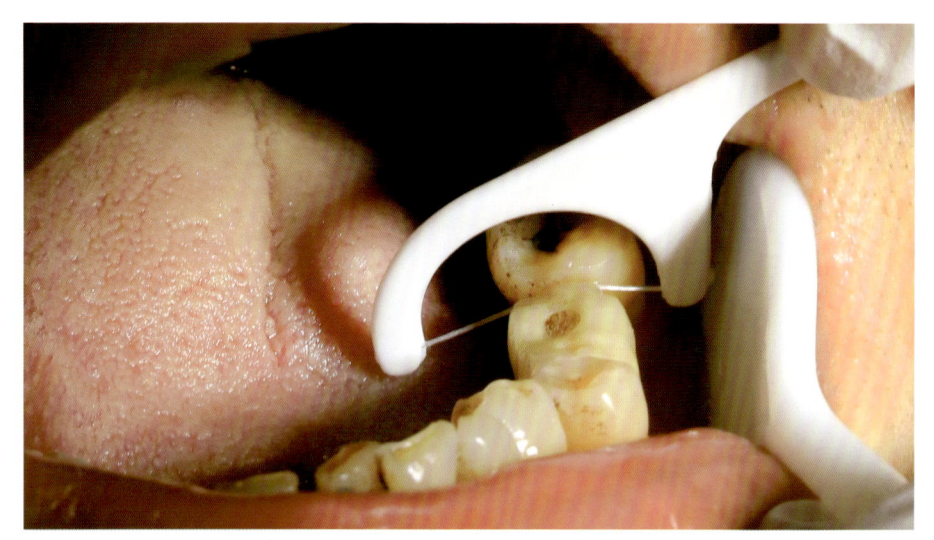

图 5-15　牙线通过 36 远中时弯曲示阻力

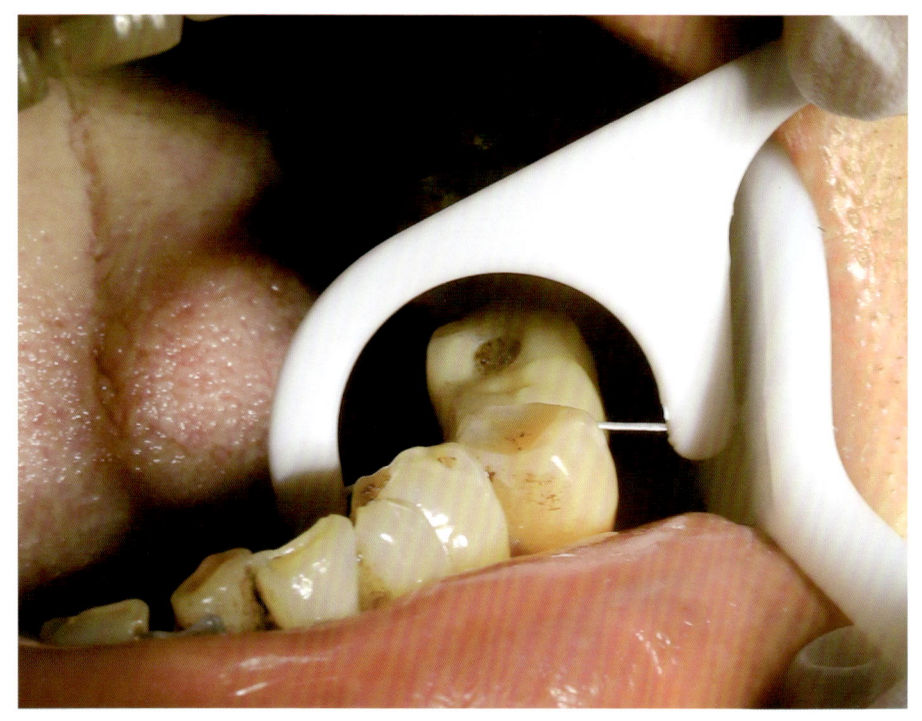

图 5-16　牙线通过 36 近中时弯曲示阻力

时弯曲示阻力（图 5-17）。右侧力学中心位于 46、47 之间（图 5-18），左

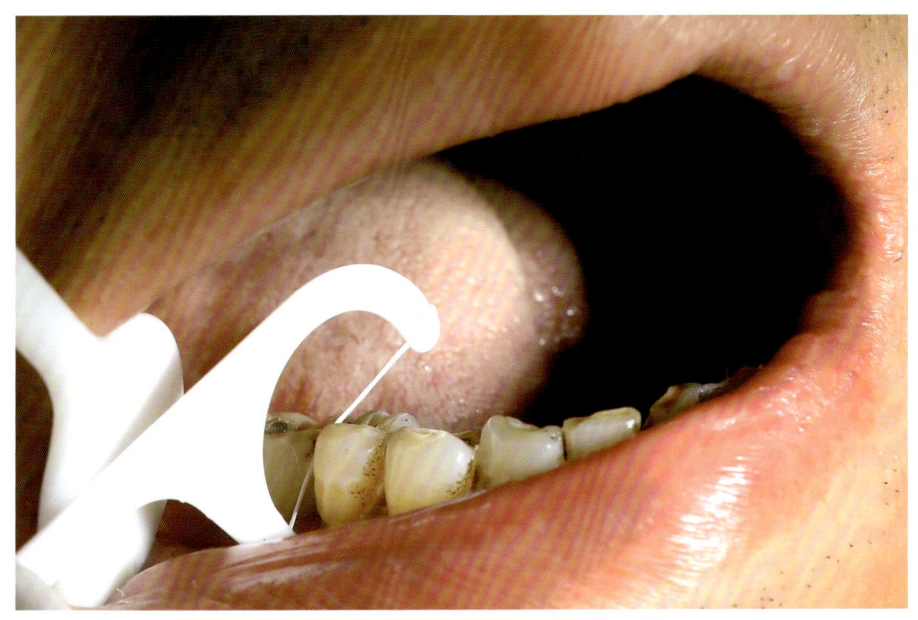

图 5-17　牙线通过 46 近中时弯曲示阻力

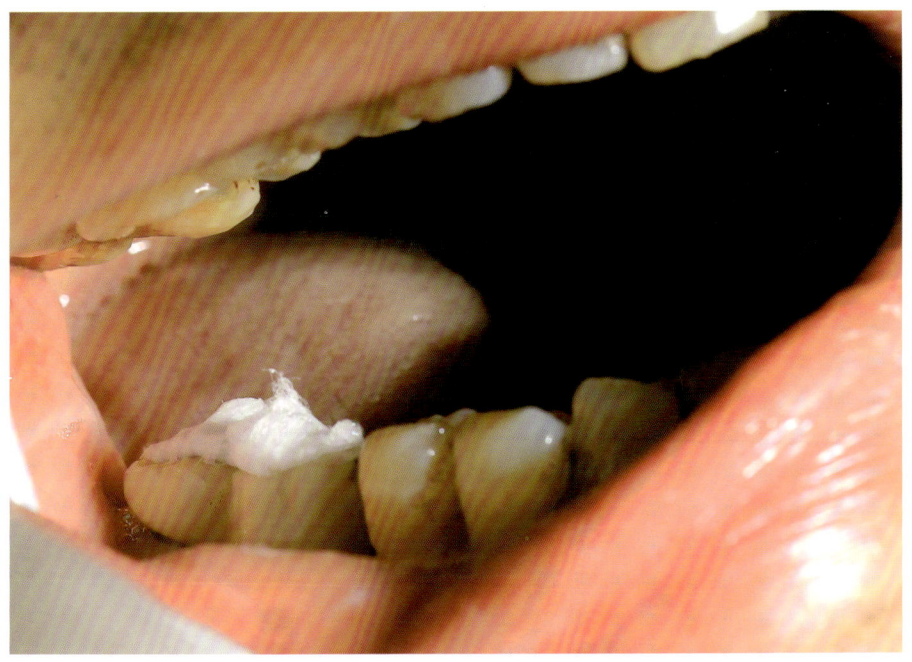

图 5-18　右侧咀嚼力学中心位于 46、47 之间

侧力点稍微靠前，大约位于 25、26 之间（图 5-19），可能与左侧 36、37

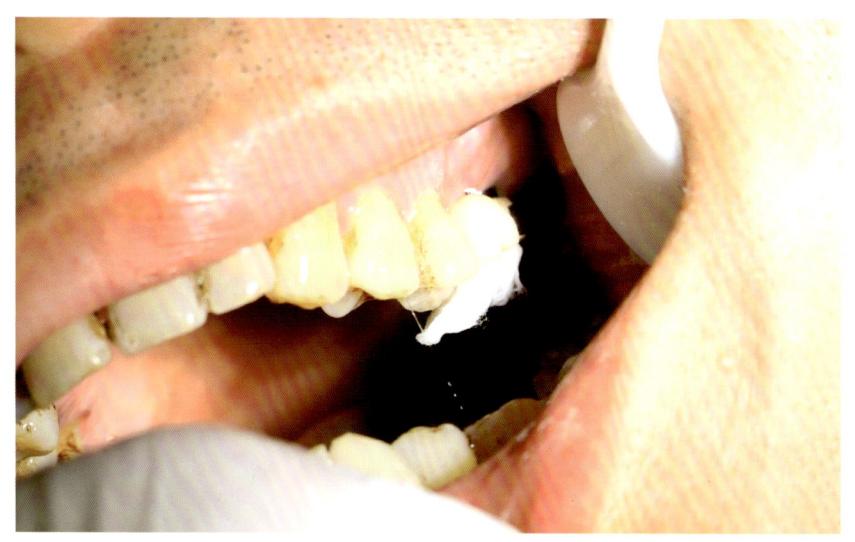

图 5-19　左侧咀嚼力学中心稍微靠 25、26

之间偶尔食物嵌塞有关，咬合纸测试显示 37 远中后驱力触点（图 5-20）。

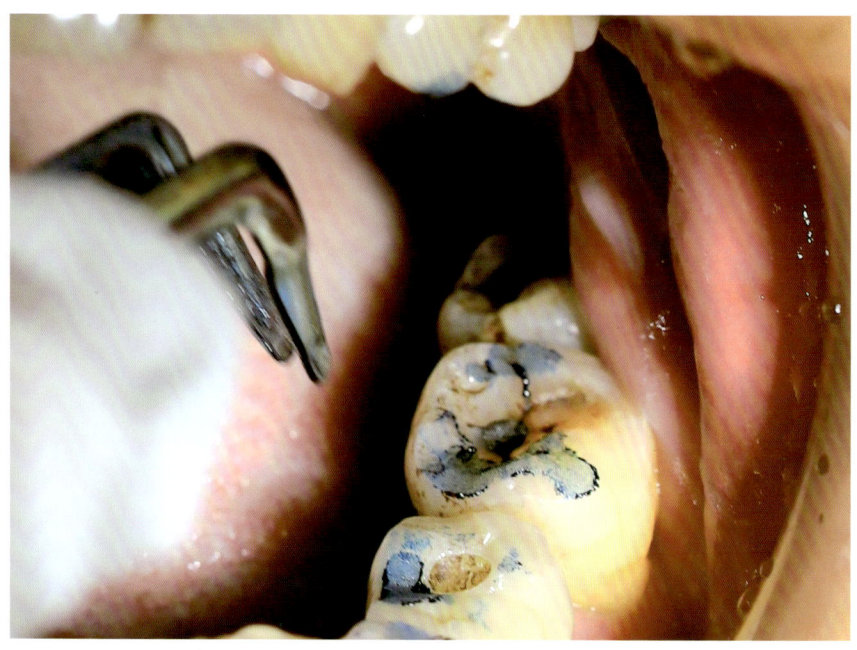

图 5-20　37 远中存在后驱力

在磨除37远中后驱力触点后，咀嚼力学中心后移，与对侧形成对称、平衡关系（图5-21）。25有较大的后驱力触点，必须保留（图5-22）。

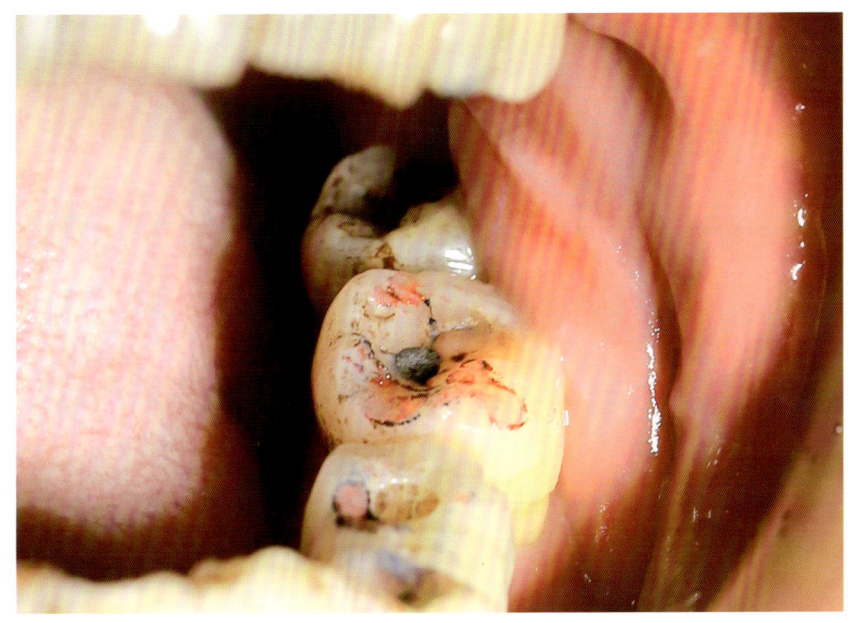

图5-21　磨除37后驱力接触点，保留前驱力触点

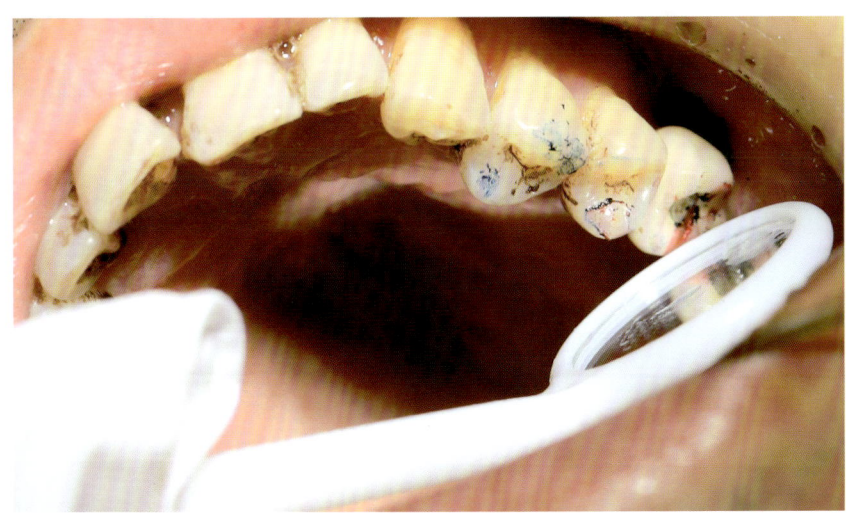

图5-22　25存在较大后驱力触点

（宋光保　张阳晴　曾　艳）

第六章

多用途牙冠病例精选

多用途牙冠是一个全新的概念，认识和接受需要时间。展示具体的应用病例可以建立直接认知通道。本章的 11 个病例展示了多用途牙冠的发展史以及处理方法逐渐完善的过程，这既体现了多用途牙冠的发展过程，也反映了患者及医生对食物嵌塞问题的认知逐渐成熟的过程。多用途牙冠概念的形成为解决口腔问题提供了更多方案，同时也为提高口腔治疗质量以及口腔健康质量发挥了作用。

6.1 病例 1

该病例回顾了 MDA 技术的雏形，主要解决崩瓷所形成的邻间隙缺损，用树脂恢复非常容易，为了增加固位，特制备一个类似的 II 类洞，但树脂材料很快就崩脱，只留下 II 类洞的材料。

患者：丁××

年龄：59 岁

性别：女

就诊时间：2018/4/26

主诉：左下后牙种植牙食物嵌塞数月

现病史：十年前行左下后牙种植义齿修复（图6-1），数月前自觉食物嵌塞。

检查：35、36种植单冠修复，35近中崩瓷（图6-2），34、35之间邻接松，牙线无阻力通过。

诊断：下牙列缺损；种植修复术后

建议：尝试35近中添加树脂材料。必要时拆除35种植冠，重新修复。

处理：35近中直接制备"Ⅱ类洞"，行树脂充填术（图6-3，图6-4）。

复查：1个月后35近中树脂材料脱落（图6-5），补救失败，选择其他处理方法。

思考：因直接树脂修复失败，引发思考，是否可以在初次修复时，直接在修复体邻面制作一个完整的Ⅱ类洞，这样可以提升树脂抗崩能力，而且，即使树脂崩脱，也方便修补，避免重新修复导致的费用、就诊时间增加。

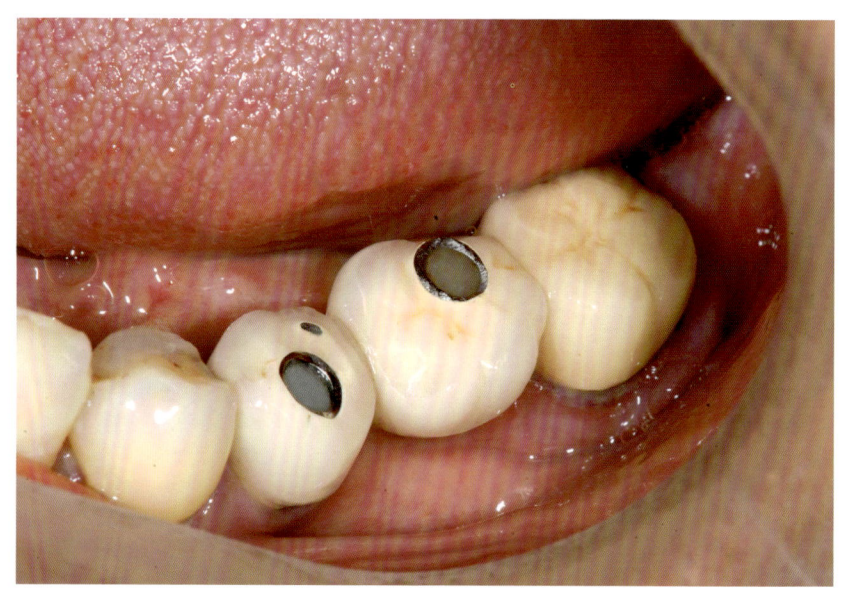

图6-1　最初戴入口内照片

第六章 多用途牙冠病例精选

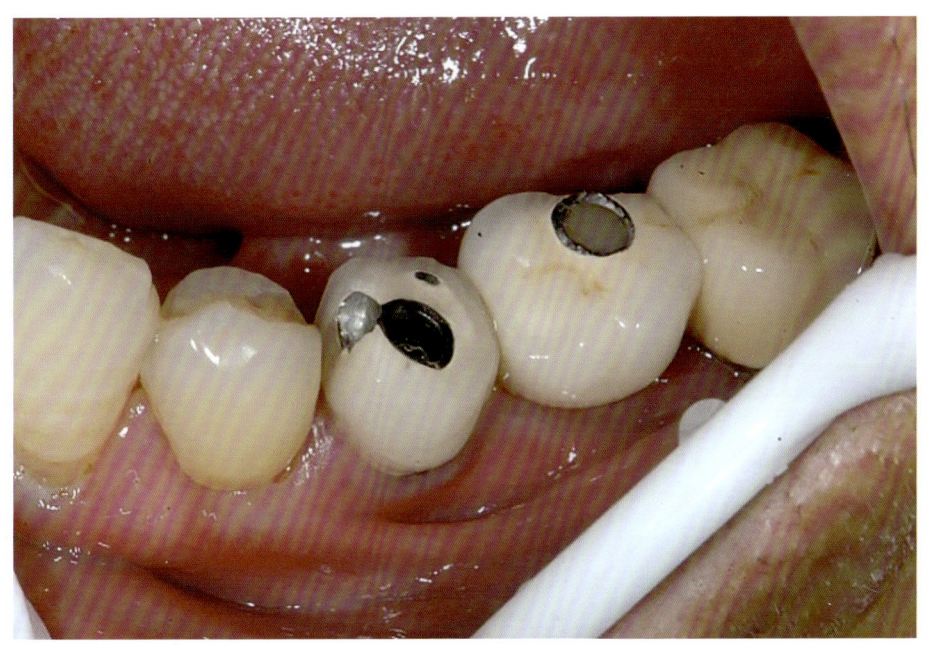

图 6-2 10 年后 35 崩瓷后

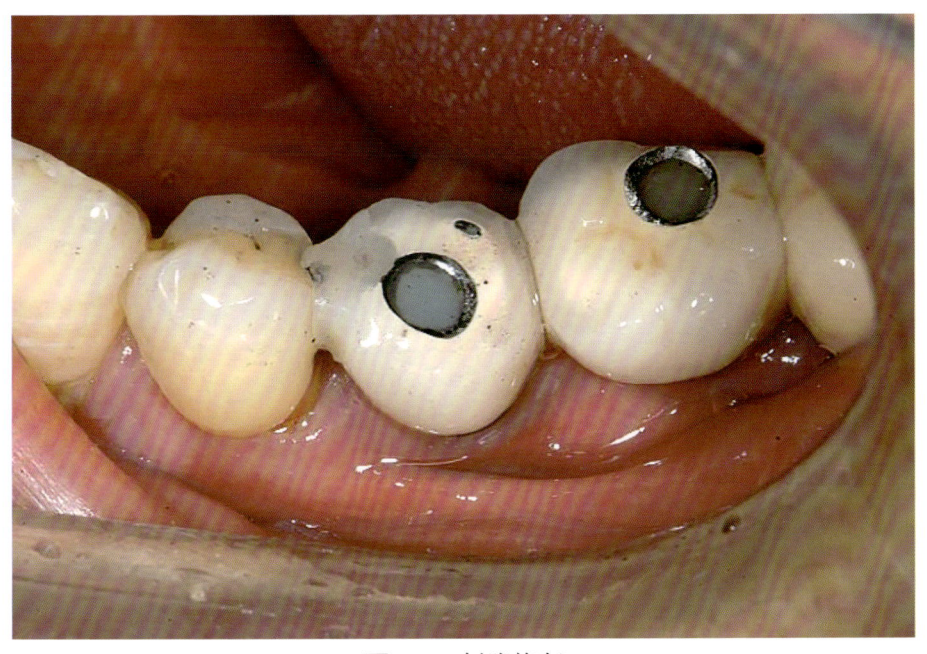

图 6-3 树脂恢复

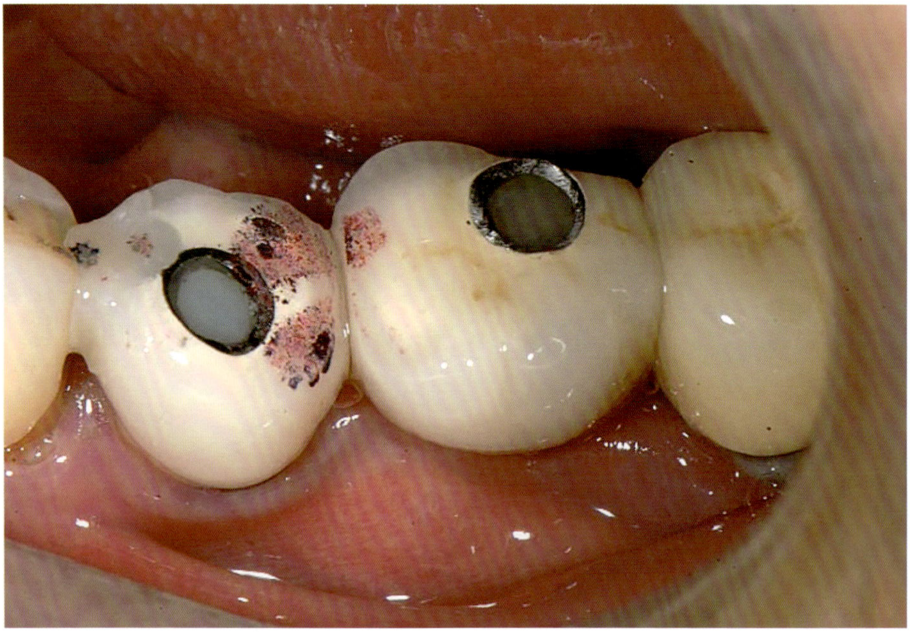

图 6-4　调整咬合接触点

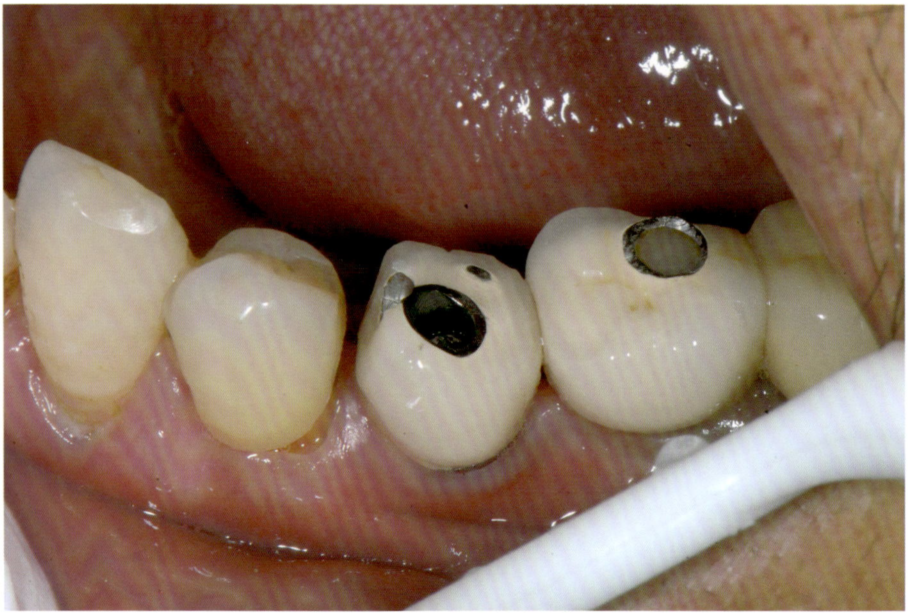

图 6-5　一个月后树脂崩脱

（湖南长沙市口腔医院牙体美容科　彭佳梅）

6.2 病例 2

这是比较早期的病例，15、16、17 已先后完成种植修复，后来 13、14 相继拔除，为了适当减少种植数量，在 15 近中放置 MDA，与 13 形成半固定桥连接。

患者：马××

年龄：57 岁

性别：男

就诊时间：2021/7/8

主诉：右上前牙缺失 1 年，要求修复

现病史：2 年前右上后牙完成种植修复。1 年前右上前牙因无法保留被拔除。现右上前牙种植体植入术后半年，要求进一步修复。

检查：16 种植冠修复，13 见愈合帽。14 缺失。

诊断：上牙列缺损；13、15 种植术后

建议：因 15 牙冠近中已预留 MDA（图 6-6），可直接 13、14 种植单端桥，与 15 行成连接。

处理：卸下 15，与 13 一起转移（图 6-7），13、14 制作单端桥（图 6-8），通过 15 近中 MDA 连接（图 6-9）。

体会：因在修复 15 时已考虑到后期 13、14 的修复需求，提前预留好 MDA。避免后期出现需要重做修复体导致患者费用增加的情况。

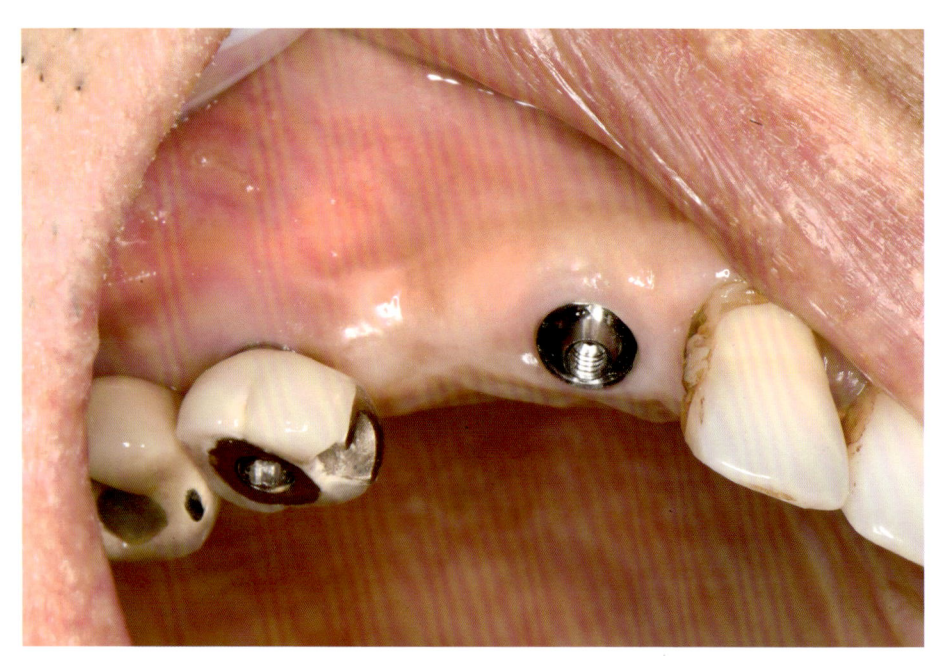

图 6-6 显示 15 近中 MDA，13 已完成种植

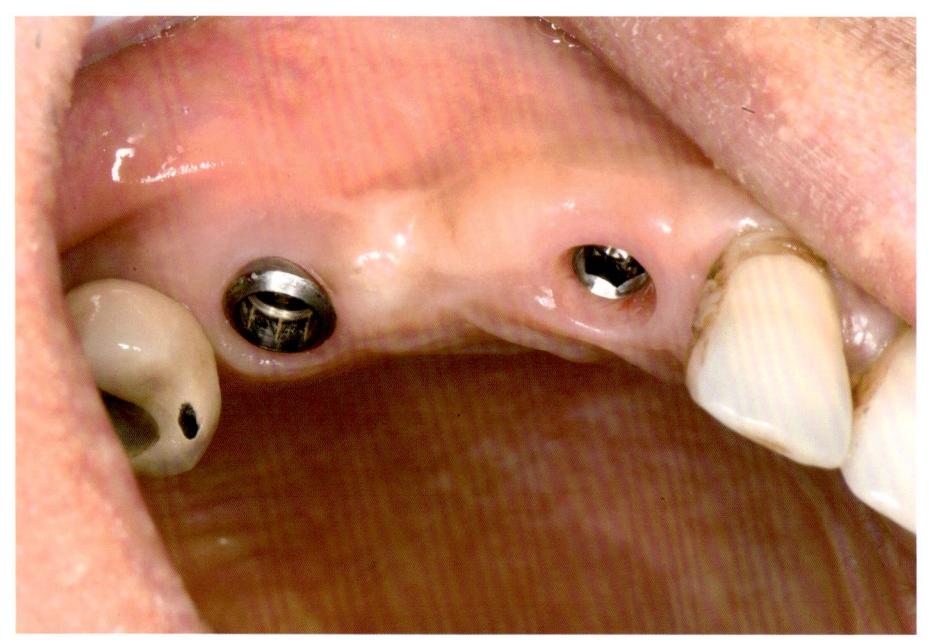

图 6-7 卸下 15 种植牙，与 13 一起完成转移

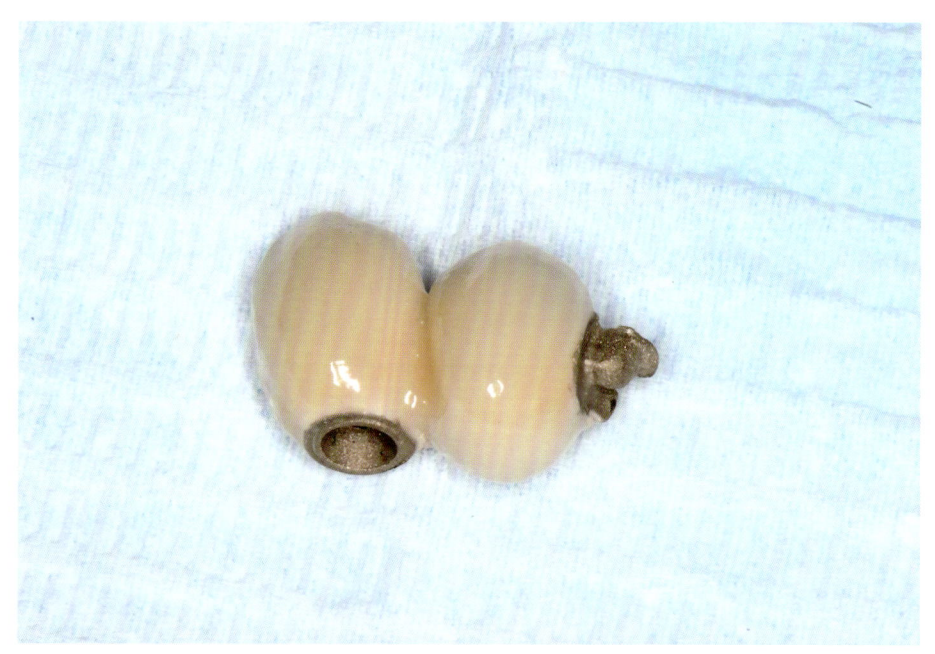

图 6-8　完成后的 13 半固定桥

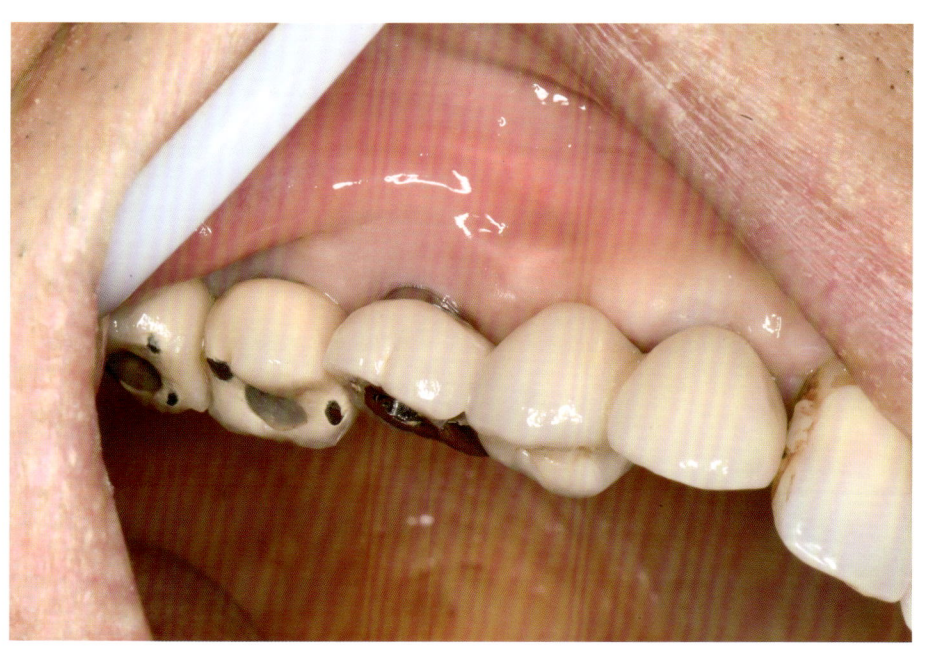

图 6-9　完成后的情况

（广州市诺德口腔门诊部　孙　晰）

6.3 病例 3

患者的经济情况比较差，当时 35、36、37 缺失，以前是 34~37 固定桥，当时考虑到患者的经济情况，以恢复咀嚼功能为主，仅种植了 36（图 6-10），拟与 34 形成半固定桥修复。

患者：莫 × ×

年龄：51 岁

性别：男

就诊时间：2019/1/18

主诉：左下后牙种植术后 3 个月，要求修复

现病史：左下后牙缺失数年，因患者原因，仅种植一颗种植体。现要求修复。

检查：35、37 缺失，36 见愈合帽，种植体无松动、疼痛。34 牙体完整。

诊断：下牙列缺损；36 种植术后。

处理：先修复 36，近中预留 MDA 栓道（图 6-11）；34 全冠牙体预备，34、35 半固定桥，35 远中设置栓体（图 6-12），与 36 形成半固定连接（图 6-13）。

体会：因患者原因，无法按最优治疗计划进行种植体数量分布时，栓体-栓道修复不失为一种经济、折衷的方式。但这种方法不易推广，不能只修复到 16，特别是年龄不大的患者。

经验表明，当第二磨牙未修复时，不仅增加了第一磨牙的负担，而且食物嵌塞的机会大大增加。集采后患者的费用有所下降，早期这样做的患者基本上补上了第二磨牙。

第六章 多用途牙冠病例精选

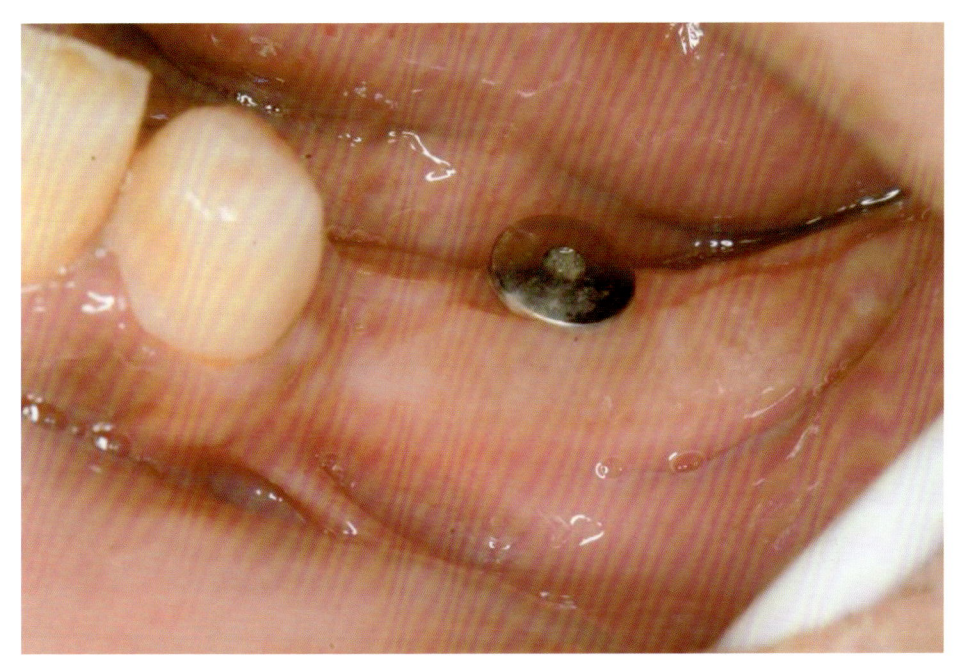

图 6-10 36 种植，34 为天然牙基牙

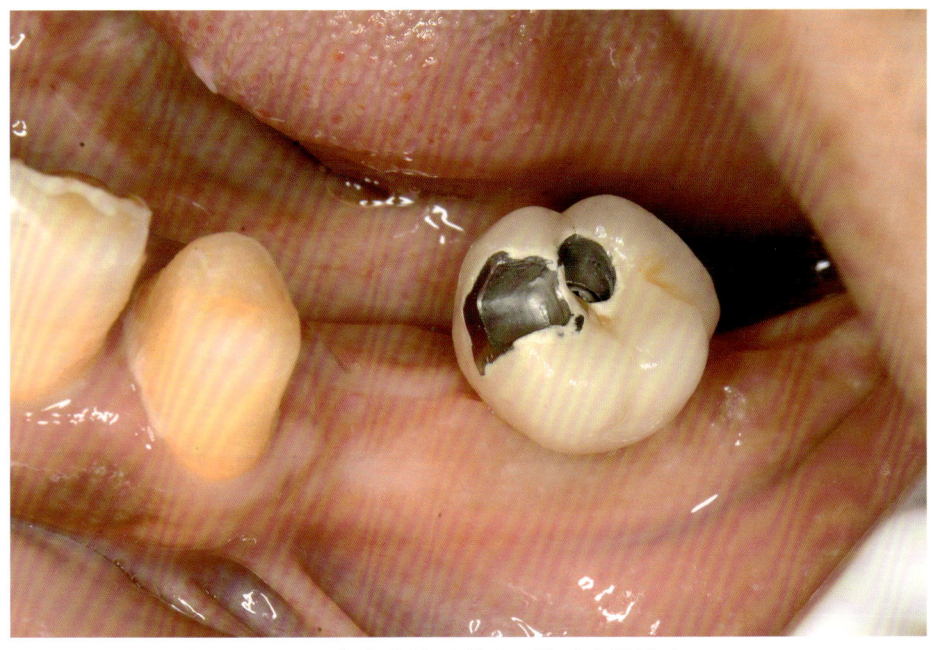

图 6-11 16 完成种植牙戴入，其近中设计为 MDA

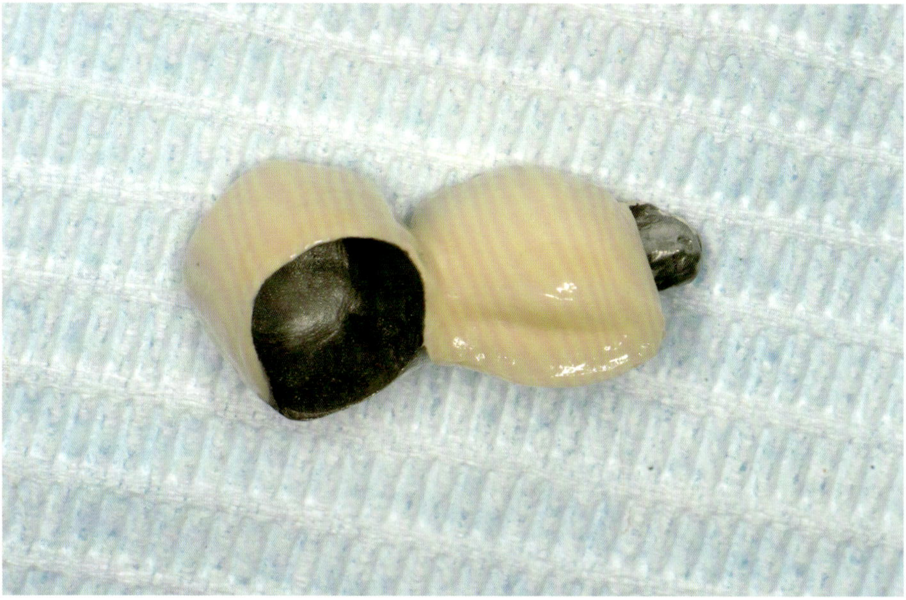

图 6-12　半固定义齿

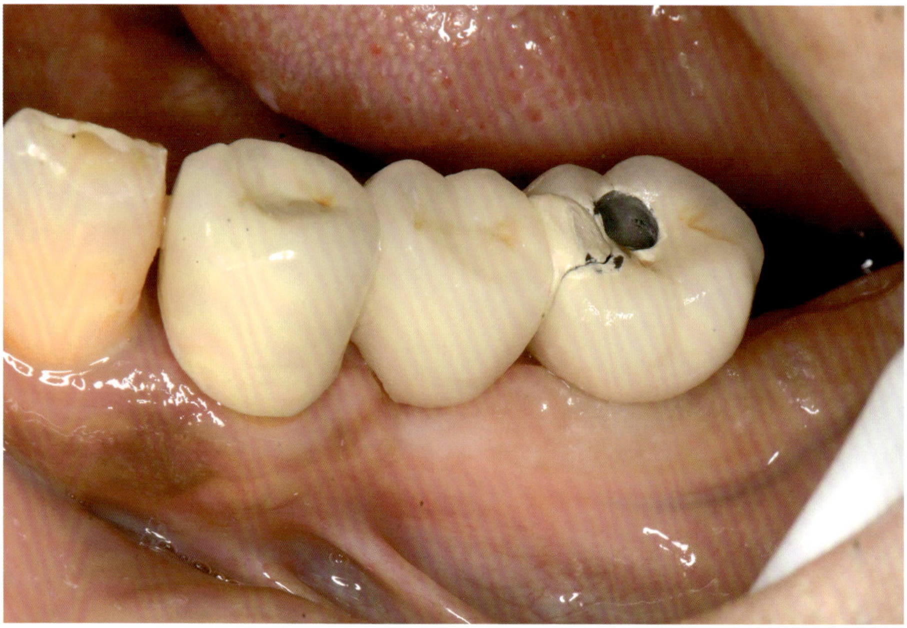

图 6-13　戴入口内情况

（广州市潮悦口腔门诊部　沈奕鹏）

6.4 病例 4

患者：古××

年龄：57 岁

性别：女

就诊时间：2017/6/23

主诉：因右下后牙种植体长期疼痛，取出后要求种植修复。

检查：46～47 缺失，牙龈黏膜完整，对颌牙稍伸长，合龈距离约 8 mm，45 种植牙修复，44 单冠修复，45 与 44 间 PCL，间隙宽约 1 mm，食物嵌塞（图 6-14）。X 光显示 47 牙槽骨骨高度欠佳，骨宽度尚可，45 种植体周未见明显异常。

处理：2017 年 6 月 23 日，患者知情同意后，于南方医科大学附属广东省口腔医院特诊中心行 47 种植手术，植入 ITI 标准 4.1×10 一枚，GBR 植入天博骨粉 0.1 g，初期稳定性良好，上覆盖基台（图 6-15）。2018 年 3 月 27 日行种植体 II 期手术，用愈合螺丝替换覆盖螺丝，并制取个性化托盘，2018 年 4 月 3 日复诊，取下 45 种植牙冠，45、47 种植转移取模（图 6-16），拟行贵金属烤瓷牙固定桥修复，近中第一代 MDA 处理，预螺丝固位，4 月 13 日复诊戴牙，近中邻接牙线通过，力度适中。2020 年 8 月诉种植牙食物嵌塞就诊，口内见 45 近中 MDA 部分超硬树脂磨损脱落（图 6-17），近龈端接触，近颌面缺失，45、44 间食物嵌塞，患者知情同意后，去除 45 近中 MDA 充填材料，制备固位洞型（图 6-18），重新 MDA 密合充填（图 6-19）。近三年电话回访，未诉食物嵌塞情况发生。第一代 MDA，因为树脂的强度不够，树脂与金属间固位不够，以及早期技师加工精度不够，后期容易出现树脂脱落破损的情况。

体会：树脂材料的远期效果不好，第一代产品主要考虑更换方便，但增加了患者的负担，而且，其美学效果也不理想。因此，第二代产品改为烤瓷充填，其美学效果提升，而且邻面崩瓷机会理论上减少。到目前为止，5年以上无一例崩瓷情况。

树脂作为 MDA 材料是临时的，这也是后期改为烤瓷的理由。当然，树脂充填在一定程度上存在临床意义。

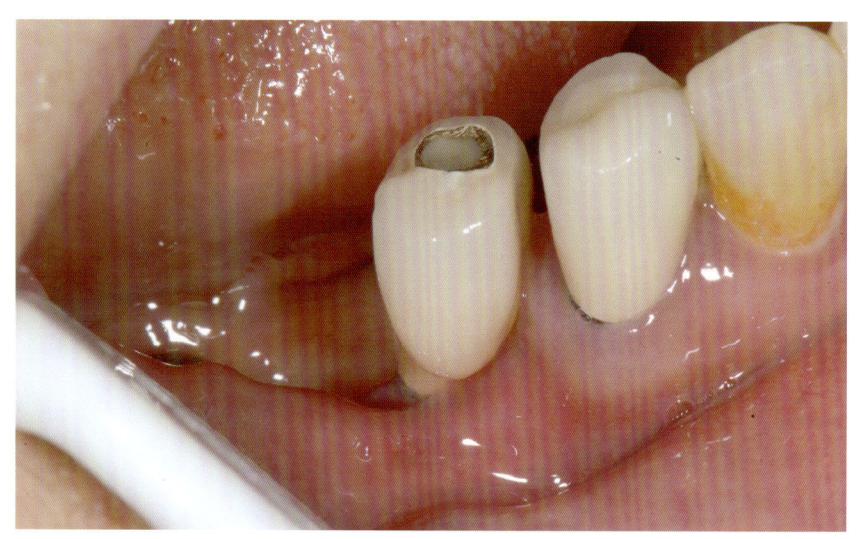

图 6-14　45～47 为 2003 年种植桥，2017 年因种植体周围炎 47 脱落

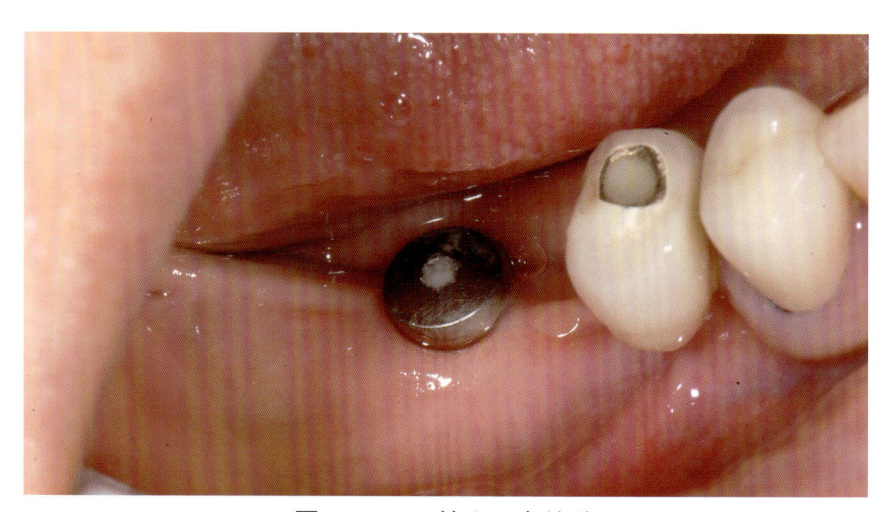

图 6-15　47 植入 3 个月后

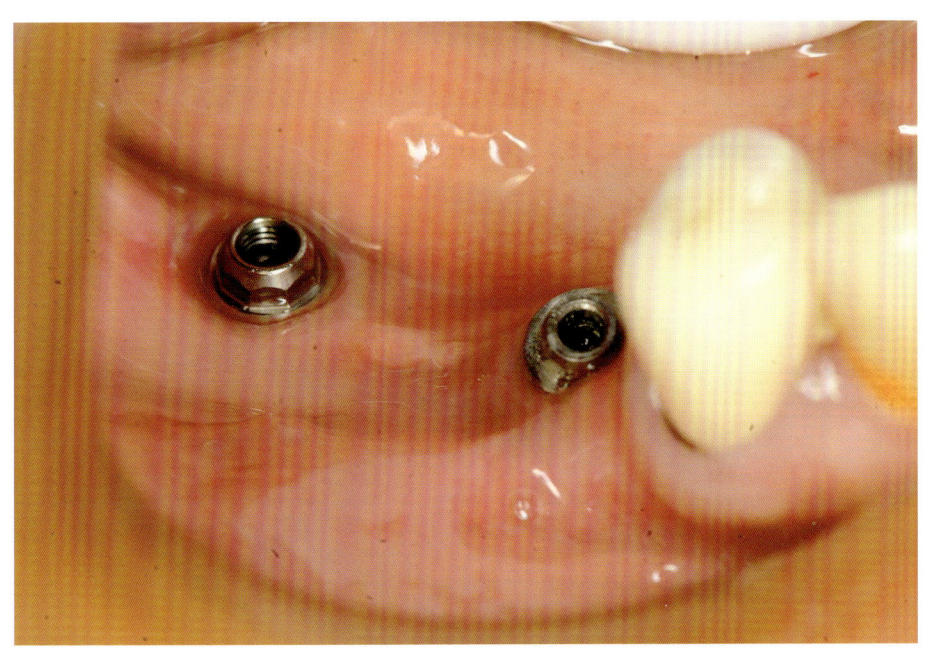

图 6-16　45、47 戴入基台后

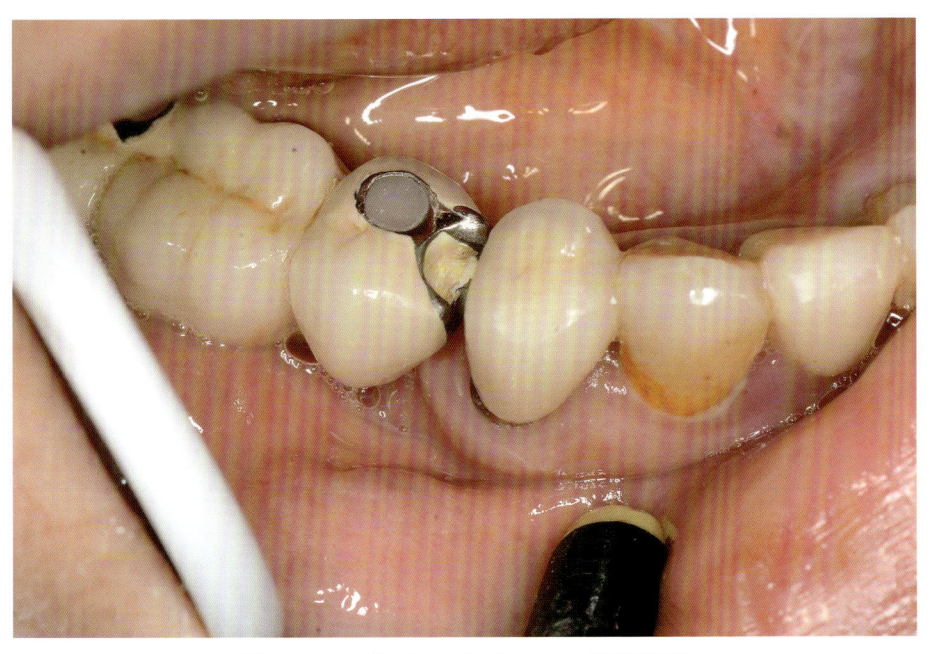

图 6-17　2 年后 45 近中 MDA 树脂脱落

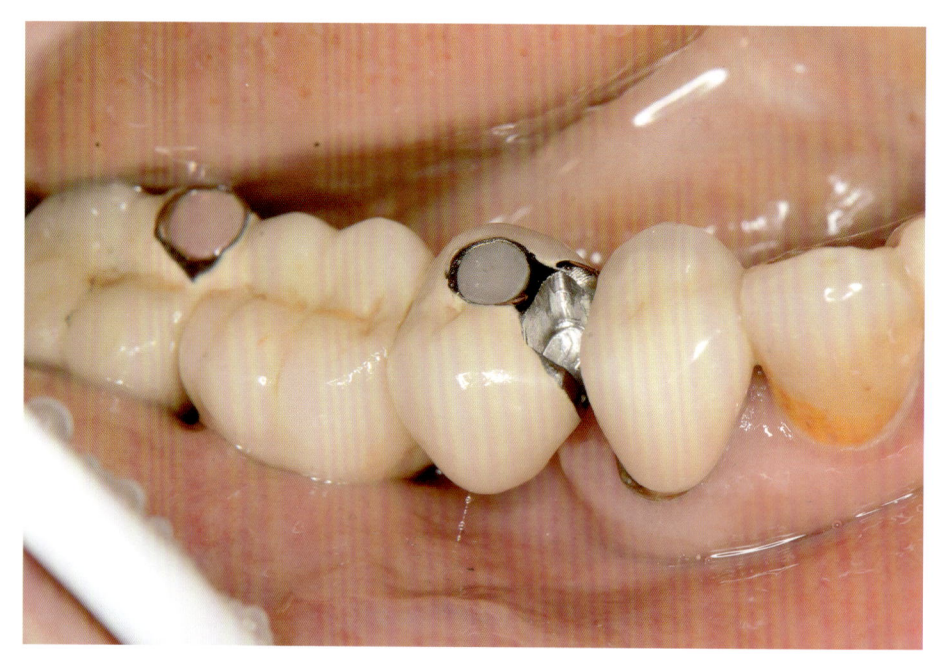

图 6-18　原来 MDA 制作比较粗糙，固位力差，口内制备洞型

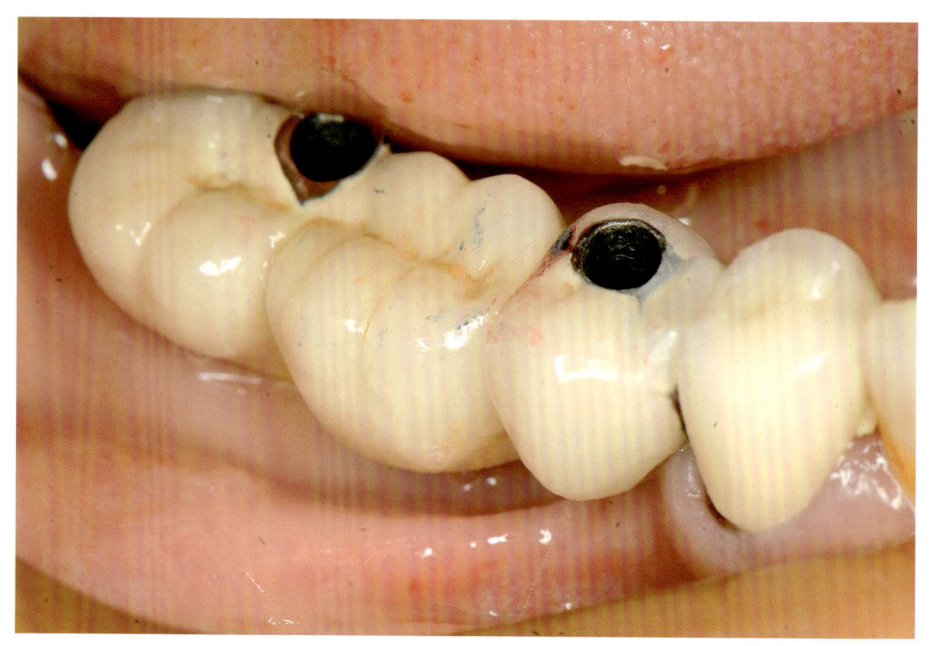

图 6-19　树脂充填完成后，其美学效果不太理想

（湖南郴州市第一人民医院口腔科　朱亚丽）

6.5 病例5

MDA升级为数字化设计，提升MDA的标准化程度和可追溯能力，可提高产品的精准度。MDA产品更换也非常方便，不需要重新印模，直接打印即可。

患者：范××

年龄：57岁

性别：男

就诊时间：2021/7/8

主诉：下颌后牙种植术后三个月后，要求进一步修复

现病史：三个月前下颌左右后牙种植术，现要求进一步修复

检查：37、46见愈合帽，无松动、疼痛。

诊断：下牙列缺损；37、46种植术后

处理：37、46种植单冠修复，于37近中、46近远中均放置MDA。

体会：本病例中修复体是计算机辅助设计和制作的，是MDA设计与现代数字化技术的完美结合。常规于种植冠近远中设置MDA，若后期出现邻接变松，可方便修补；若后期邻牙无法保留，种植修复时可通过预留的MDA进行连接。46缺失后咀嚼功能影响比较大，当对侧37缺失后仍保留较好咀嚼功能(图6-20)。35、36间为主要功能区(图6-21)。 图6-22表示基牙数字化模型，图6-23为数字化基底模型。图6-24是46完成后的模型情况，图6-25是37完成后的情况。图6-26显示下颌整体模型，很难看出MDA痕迹(早期的美观性较差)。图6-27显示37、46MDA冠戴入后口内情况，图6-28是46戴入后咬合情况。

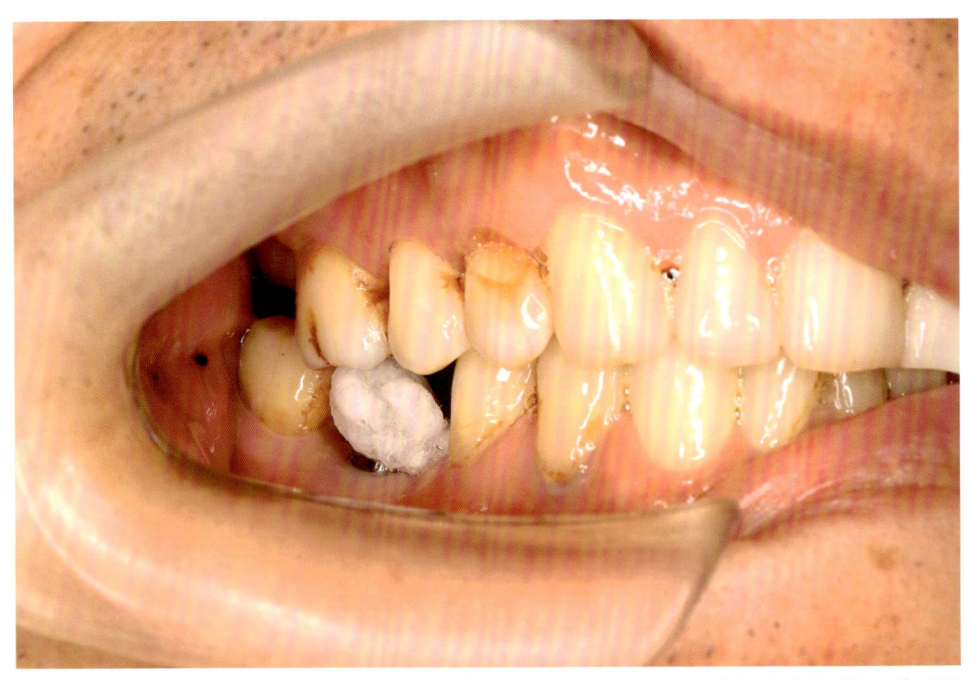

图 6-20 46 缺失后,咀嚼时食物很难固定,易掉入缺失区,患者易形成偏侧咀嚼习惯

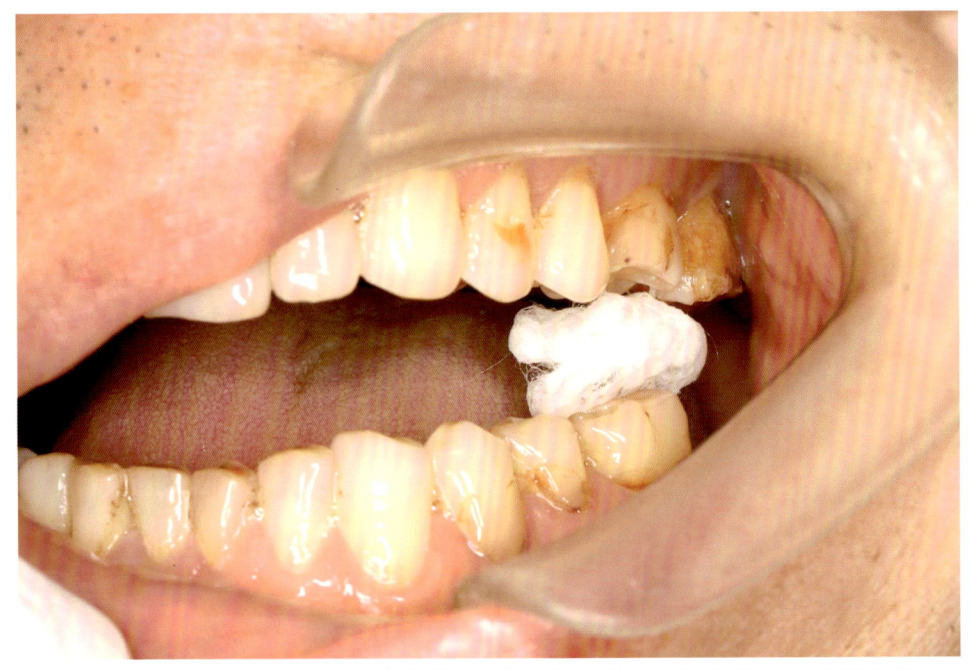

图 6-21 37 缺失后,咀嚼力点往前移,大概位于第一磨牙与第二双尖牙之间

第六章 多用途牙冠病例精选

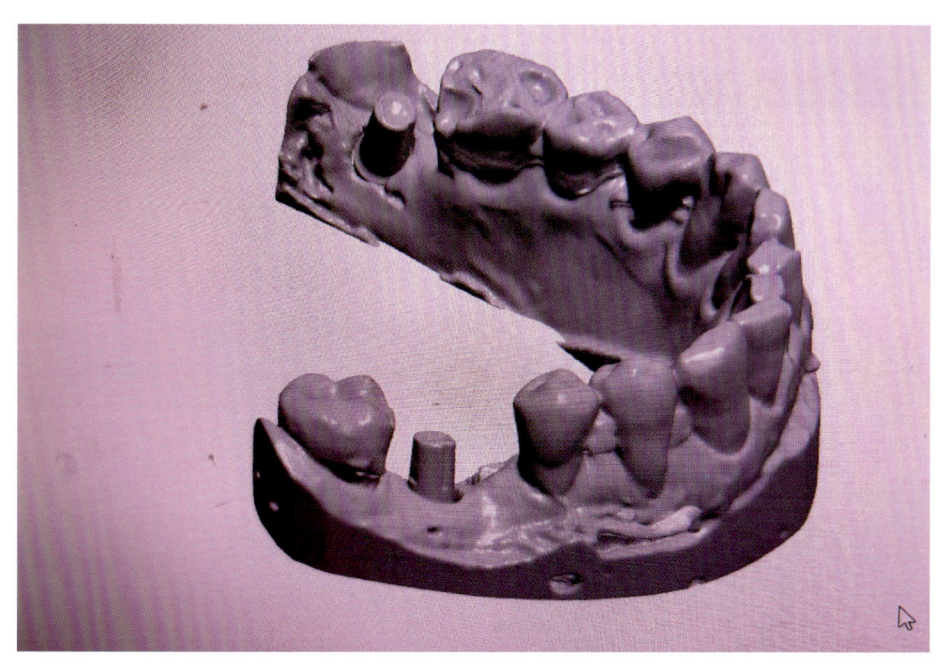

图 6-22 基牙数字化模型

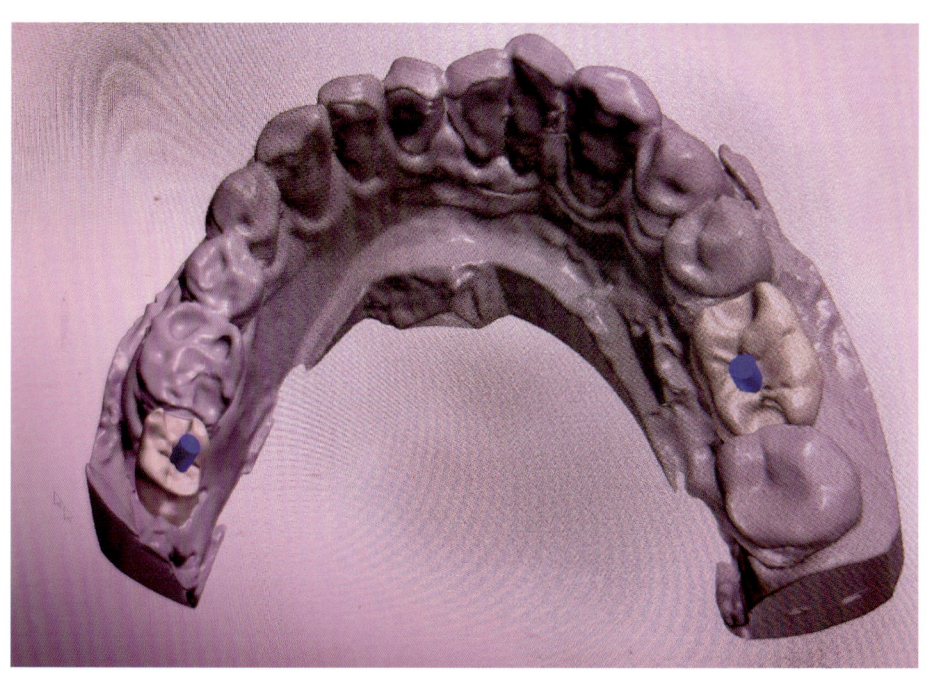

图 6-23 数字化基底模型

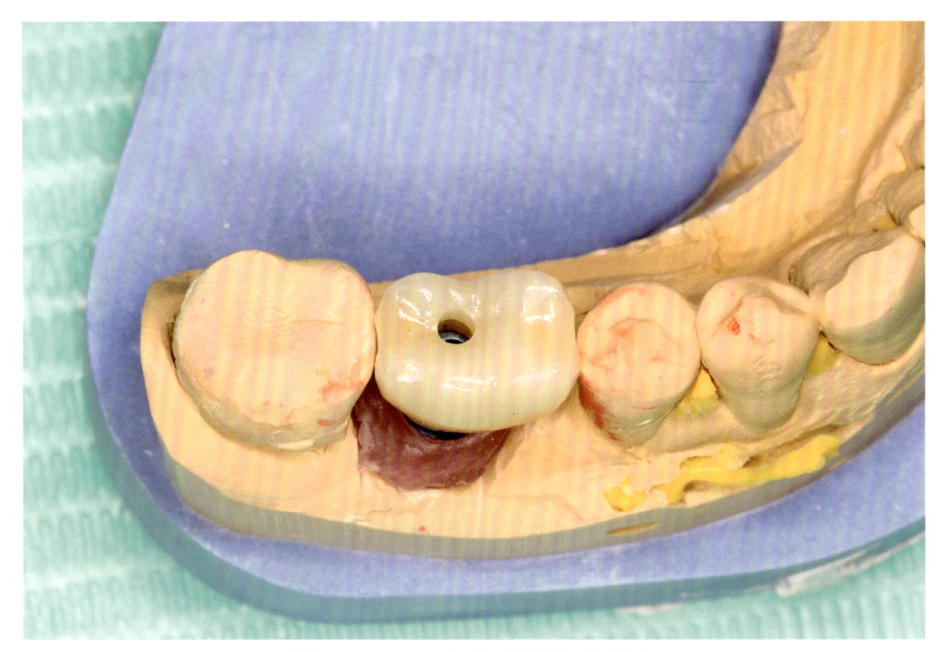

图 6-24　46 完成后的模型情况

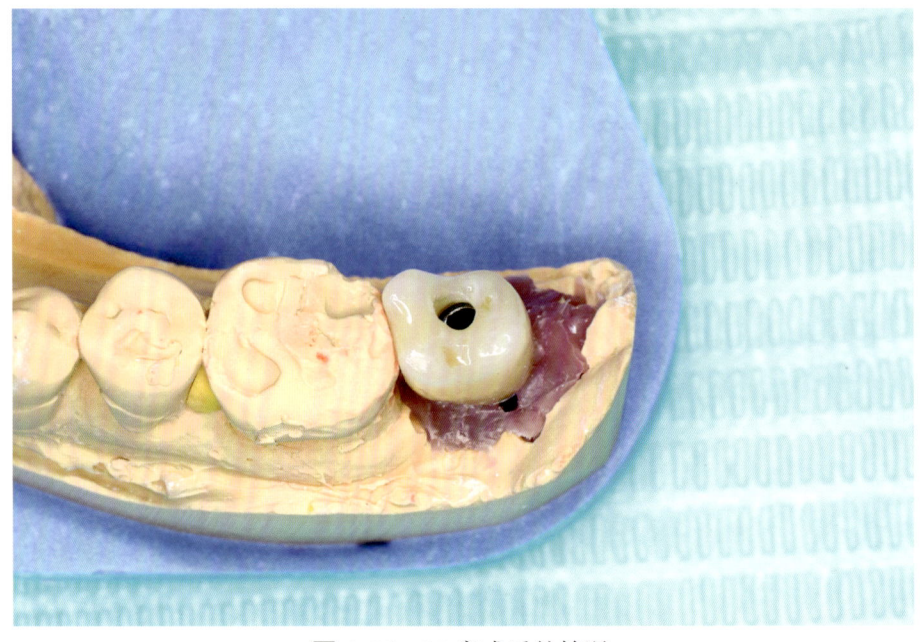

图 6-25　37 完成后的情况

第六章 多用途牙冠病例精选

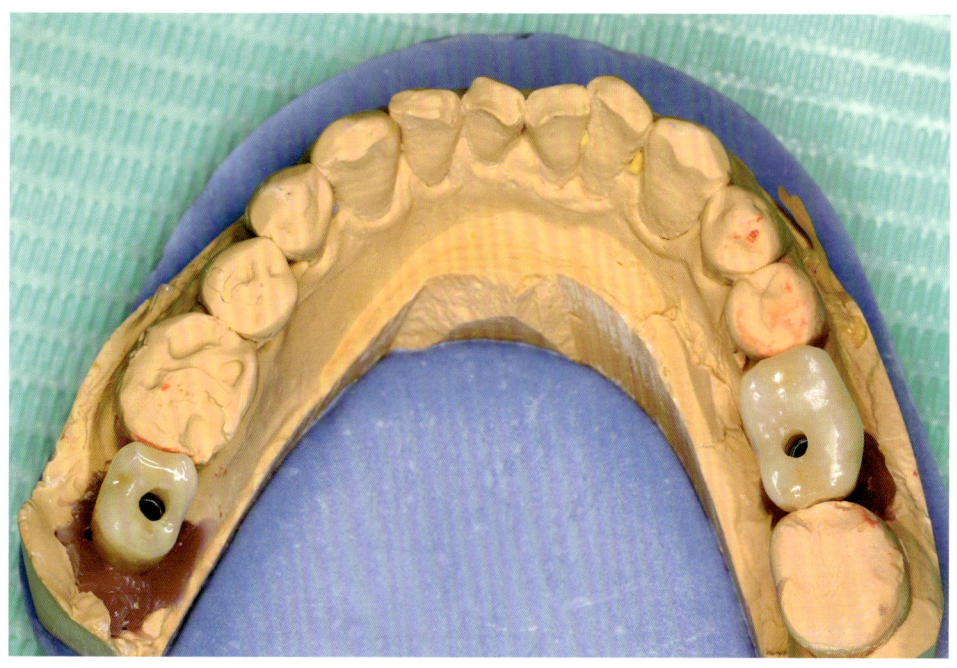

图 6-26　下颌整体模型，很难看出 MDA 痕迹（早期的美观性较差）

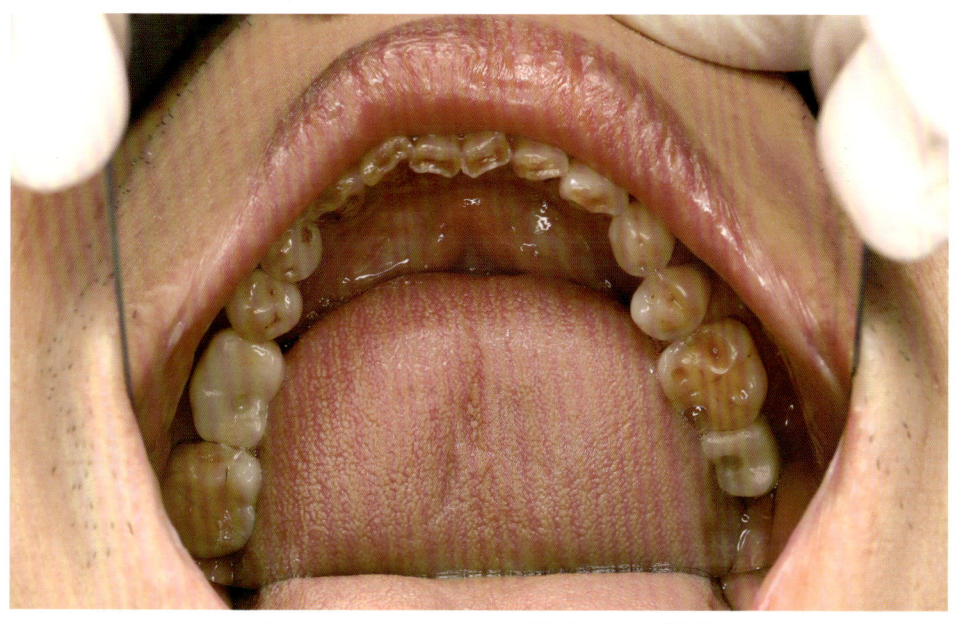

图 6-27　37、46 MDA 冠戴入后口内情况

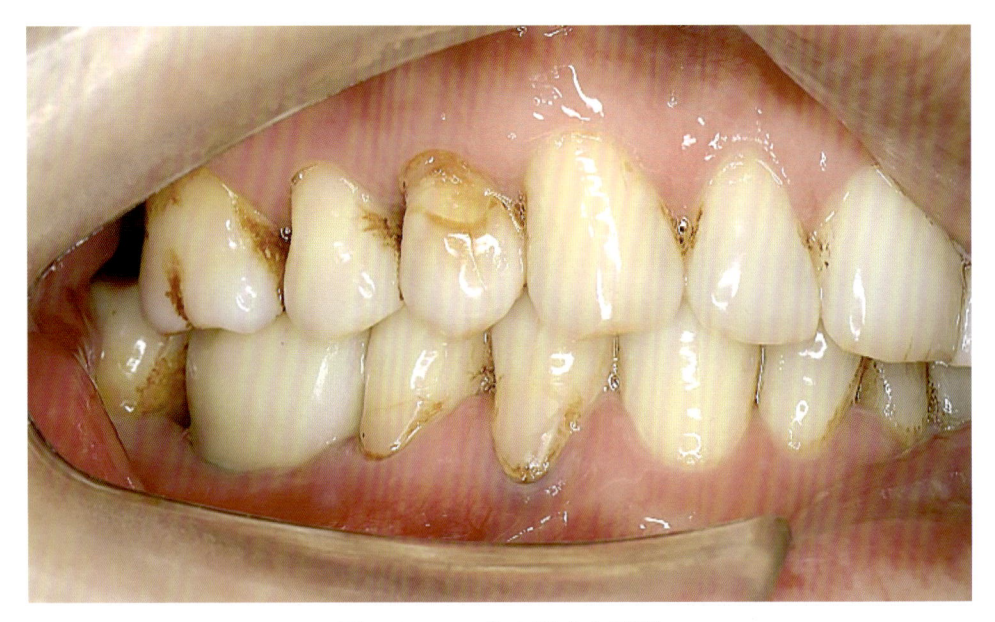

图 6-28　46 戴入后咬合情况

（湖南长沙市口腔医院牙体美容科　彭佳梅，广东省阳江市人民医院口腔科　梁国健）

6.6 病例 6

患者：钱××

年龄：62 岁

性别：女

就诊时间：2023/7/17

主诉：因左下后牙缺失数月就诊，要求种植修复。

检查：47 缺失，牙龈黏膜完整，对颌牙稍伸长，合龈距离约 6 mm，46 金属冠修复，X 光显示 47 牙槽骨骨高度、骨宽度尚可。

处理：2023 年 7 月 17 日，患者知情同意后，于南方医科大学附属广东省口腔医院特诊中心行 37 种植手术，植入 XIVE 4.5*13 一枚，初期稳定性良好,上愈合基台。同年10月9日行种植转移取模,拟行贵金属单冠修复,近中第三代MDA(数字化烤瓷)处理,10月21日戴牙,近中邻接牙线通过,力度适中。

47近中MDA,一方面可以增补邻接触机会,另一方面,也可以在将来46修复时提供远端安装半固定桥的阴型空间(图6-29)。

体会:47近中MDA可以一定程度上为恢复与46的邻接关系提供条件,而且,也可以在46缺失后建立半固定桥连接提供条件。

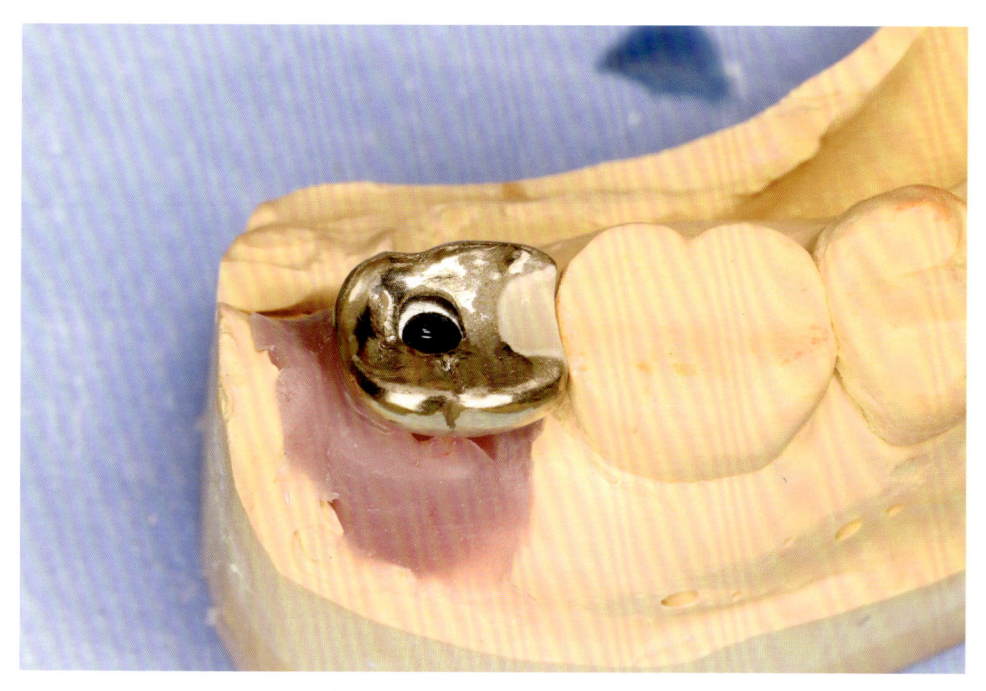

图6-29 金属冠近中设计MDA

(广东省茂名市金典口腔门诊部 车华祝)

6.7 病例7

患者:刘××

年龄:64岁

性别：男

主诉：要求种植修复

检查：24、25残根，26缺失，22、23烤瓷修复体单端固位，23基牙松动Ⅱ°（图6-30）。

处理：

方案一：烤瓷冠22、23拆除，23、24、25拔除行种植修复

方案二：24、25拔除后行24、26种植桥修复（图6-31），24近中行多功能义齿MDA阴件预留与22~23拆除后种植22形成半固定桥设计。

患者选择第二种方案，并在2023年5月完成24~26种植桥修复（图6-32）。

2023年10月1日患者22~23拆除后种植22（图6-33），2024年1月5日完成，并形成数字化修复模型（图6-34），完成数字化修复体（图6-35）。

体会：MDA设计可以更加灵活种植修复设计，在减少患者经济负担等方面具有一定的意义。

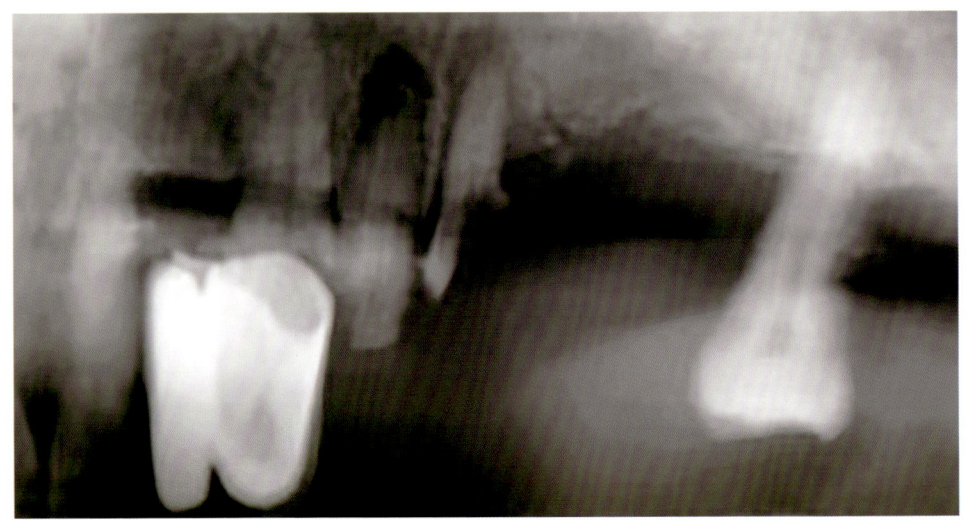

图6-30　最初X照片

第六章　多用途牙冠病例精选

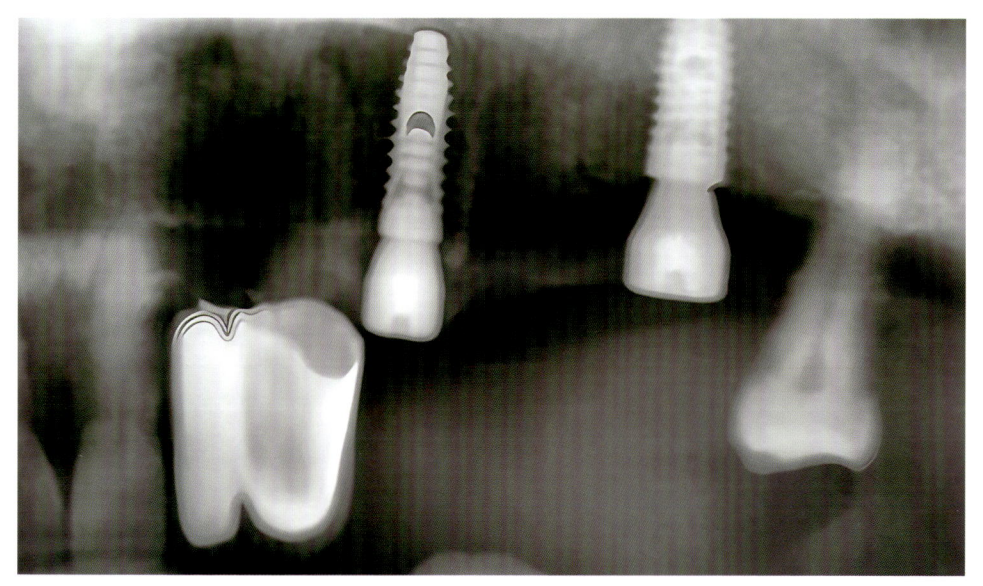

图 6-31　完成 24、26 种植后 X 照片

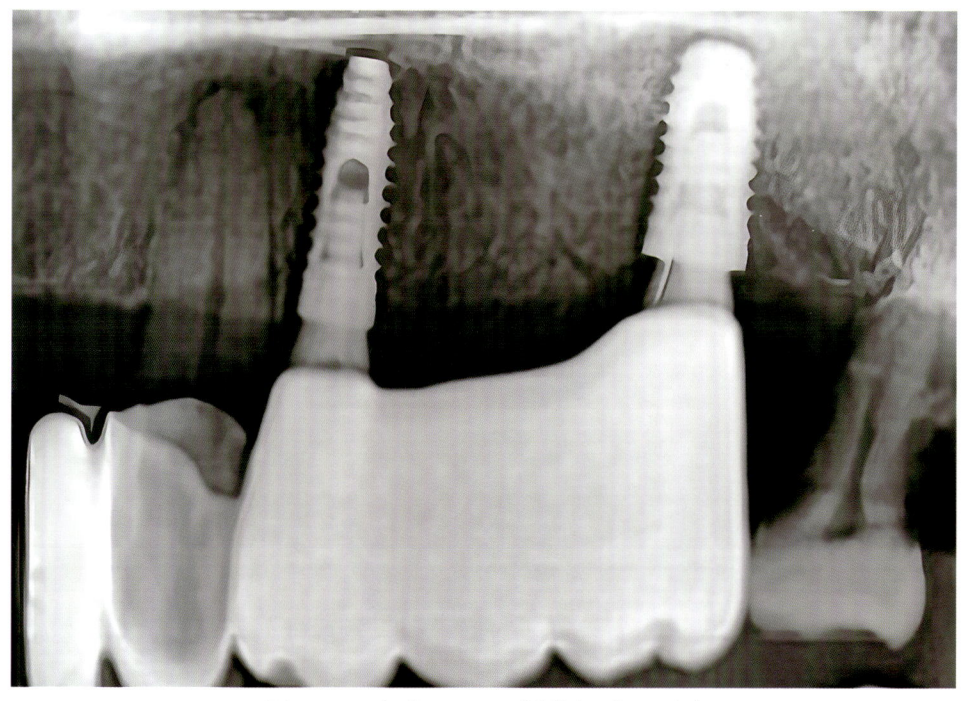

图 6-32　完成 24～26 桥修复后 X 照片

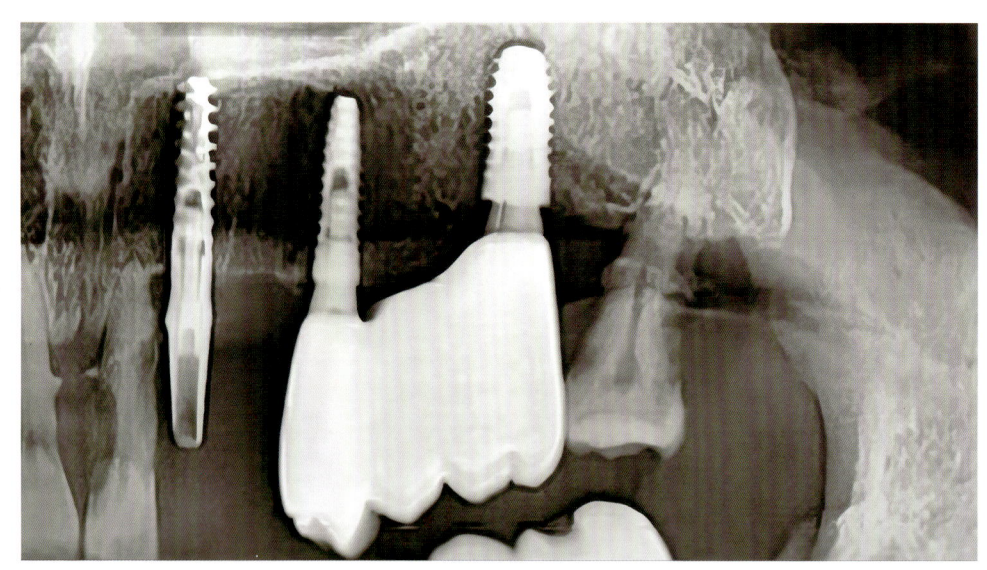

图 6-33　22 完成种植后 X 照片

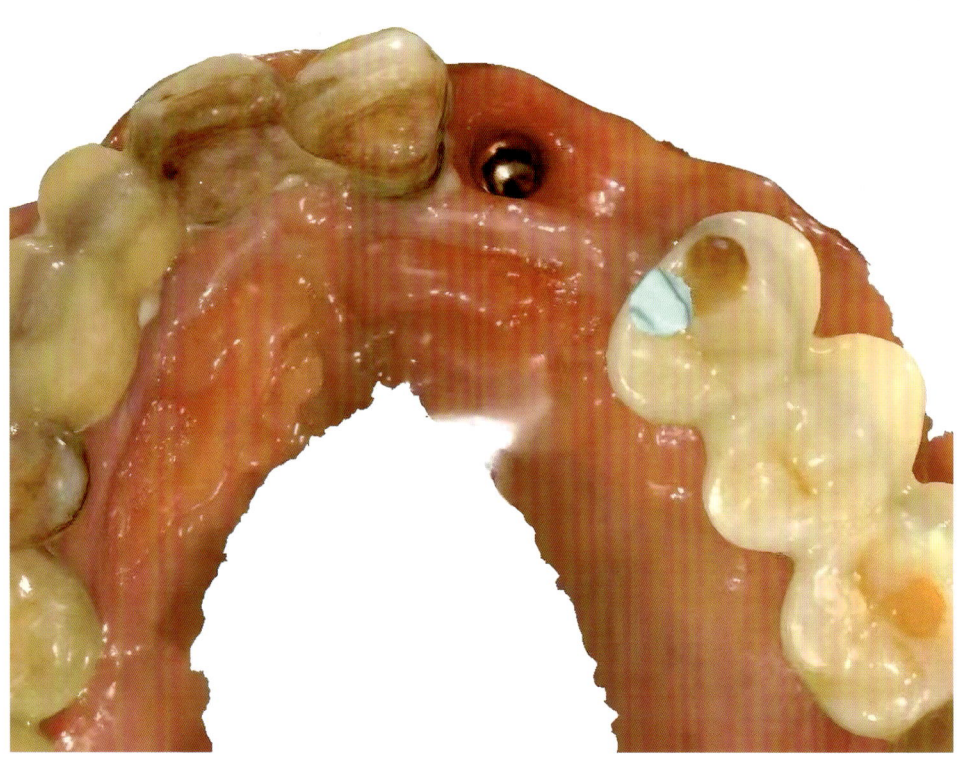

图 6-34　数字化模型

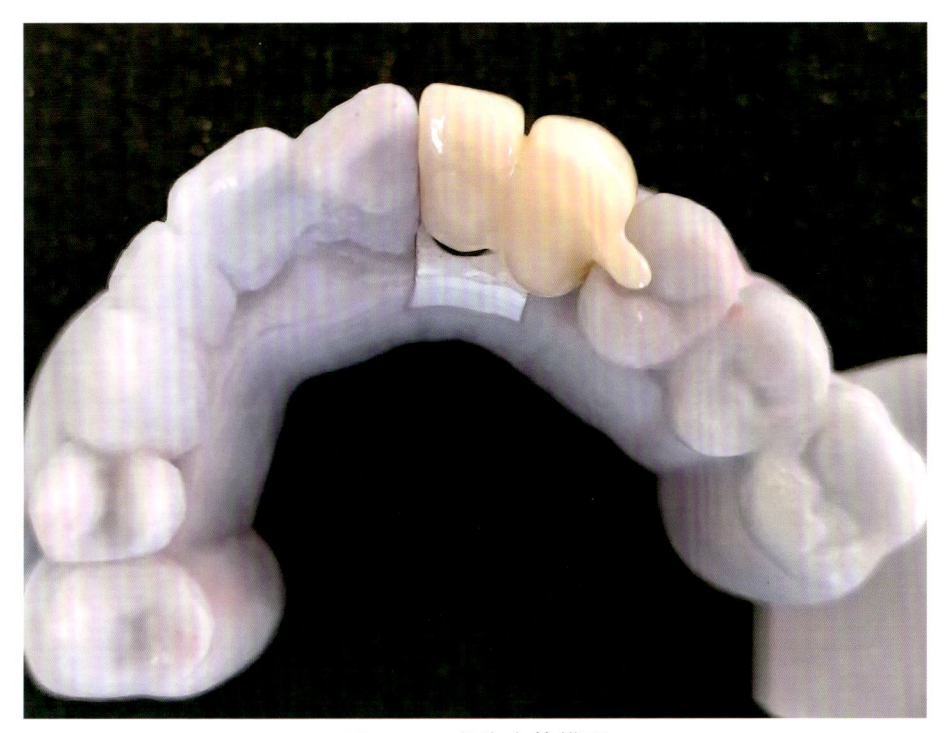

图 6-35　义齿实体模型

（广东省梅州市国昊口腔医疗管理有限公司国红口腔　张国红）

6.8 病例 8

患者：梁××

年龄：55 岁

性别：女

主诉：27 种植修复 10 年余，食物嵌塞 5 年余，3 年前处理过。

检查：27 为种植牙，26 为天然牙，26、27 之间有大约 1 mm 的缝隙，食物残留（图 6-36），牙龈红肿（图 6-37）。当卸下 27 种植义齿时，发现 27 的近中有类洞（为关闭间隙人为制备，树脂充填脱落）（图 6-38），26 远中邻面龋齿（图 6-39）。

体会：天然牙因不同原因会向近中移位，PCL不可避免。因此，应对PCL产生的问题进行考虑。

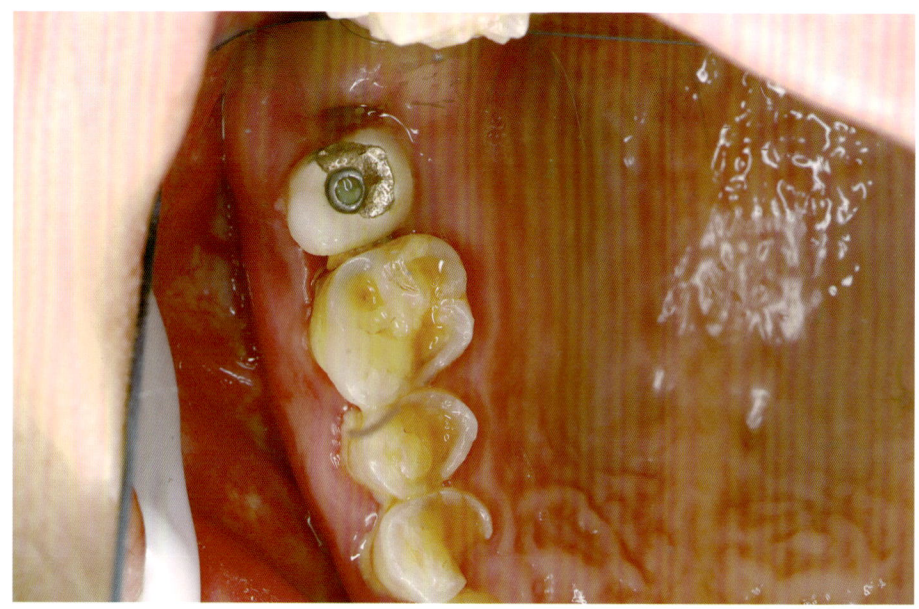

图 6-36　显示 26、27 间间隙，且存在食物嵌塞

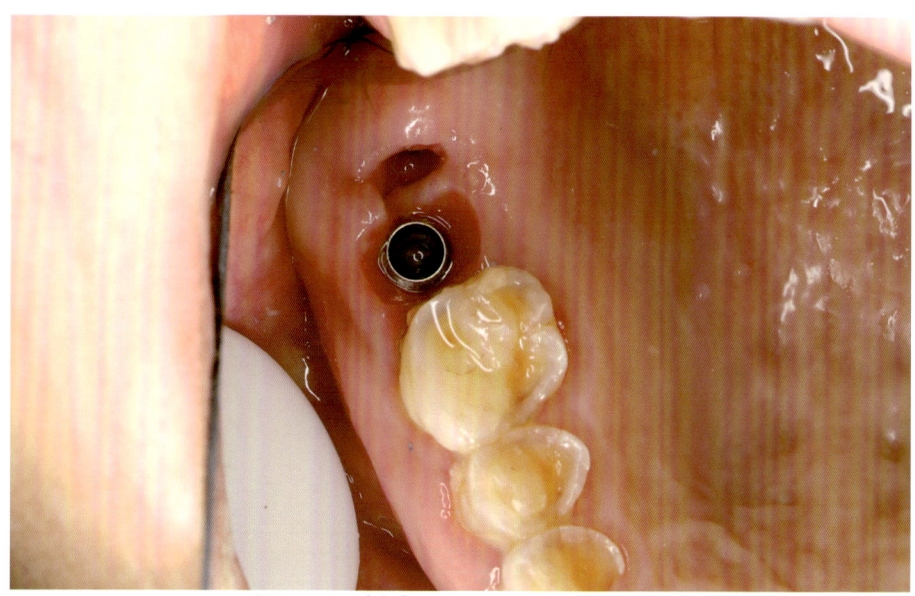

图 6-37　拆除后发现 27 周围龈红肿

第六章 多用途牙冠病例精选

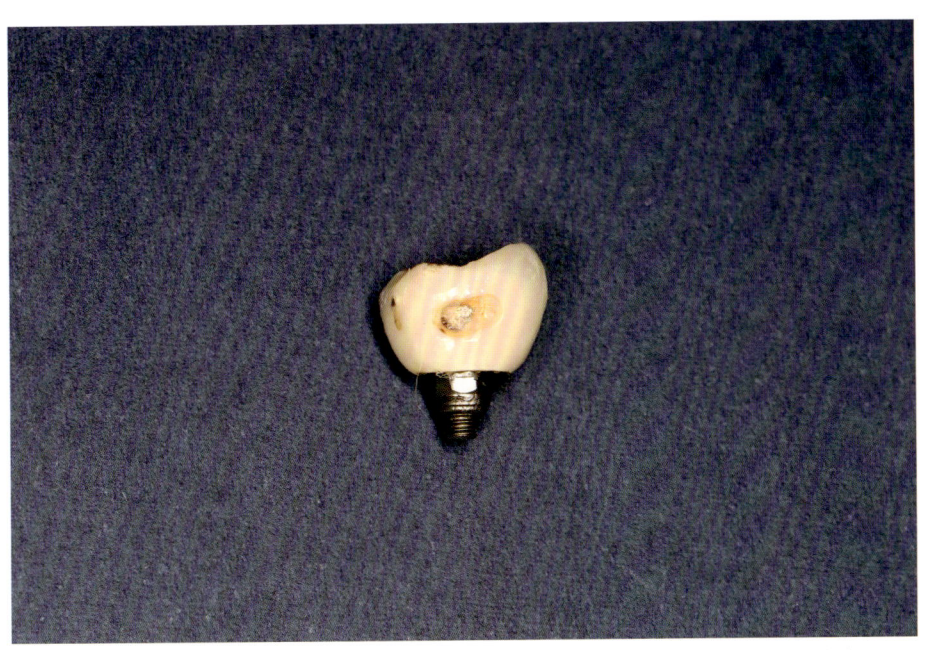

图 6-38 显示 27 种植义齿，近中邻面有制备过的洞，充填树脂已脱落

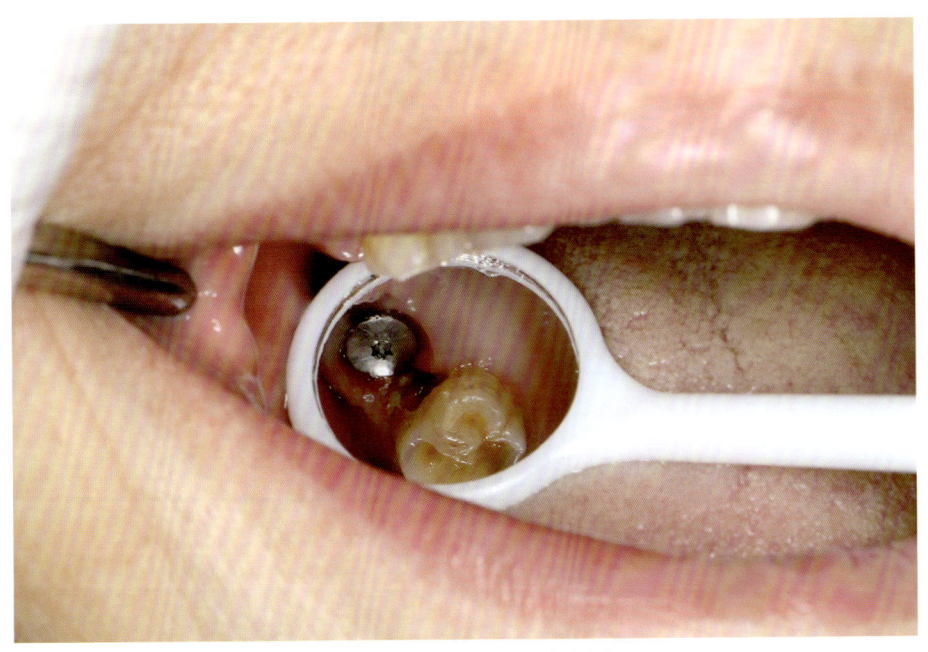

图 6-39 显示 26 远中龋齿

（湖南常德鼎城王永贵口腔诊所 王永贵）

6.9 病例9

姓名：何××

年龄：48岁

性别：男

主诉：左下后牙食物嵌塞2年余。

检查：36、37类似明胶样充填物（因为食物嵌塞太痛苦，自备）（图6-40），取下后发现其完整，有一定的强度（图6-41）。

处理：牙体预备（图6-42），拟37MDA，36嵌体修复（图6-43，图6-44，图6-45）

体会：天然牙之间的邻接关系也可以通过MDA改善，达到预期效果。

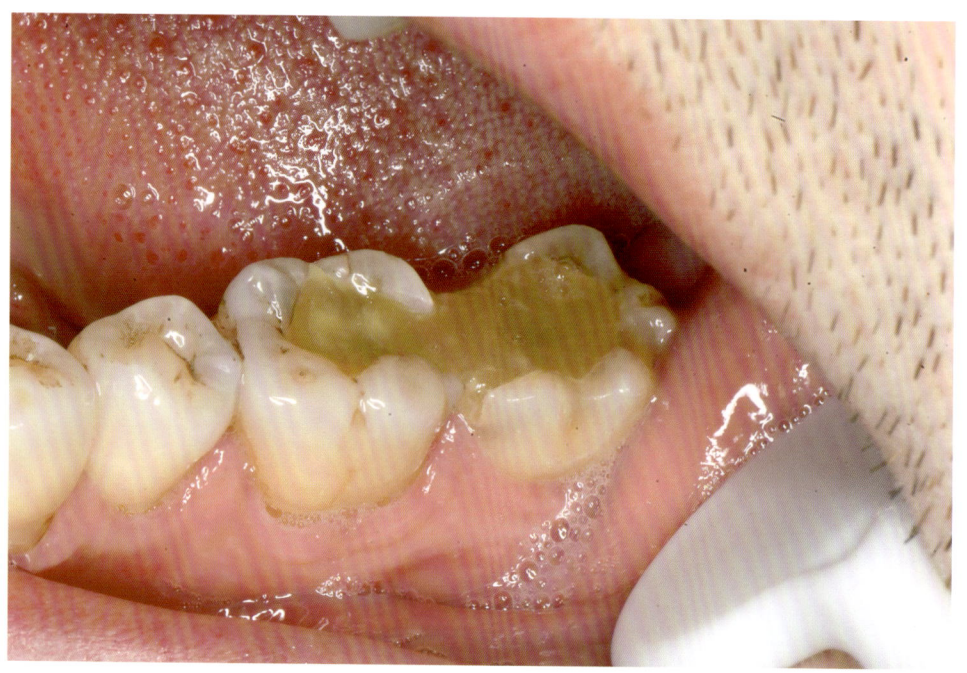

图6-40　36、37咬合面明胶样充填物

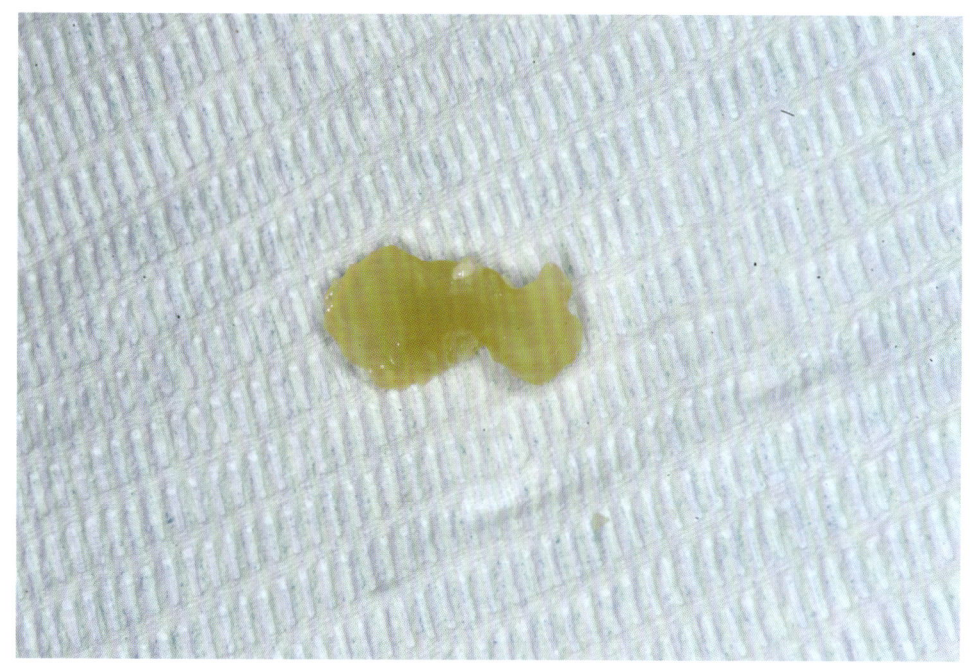

第六章 多用途牙冠病例精选 125

图 6-41 取下的充填物

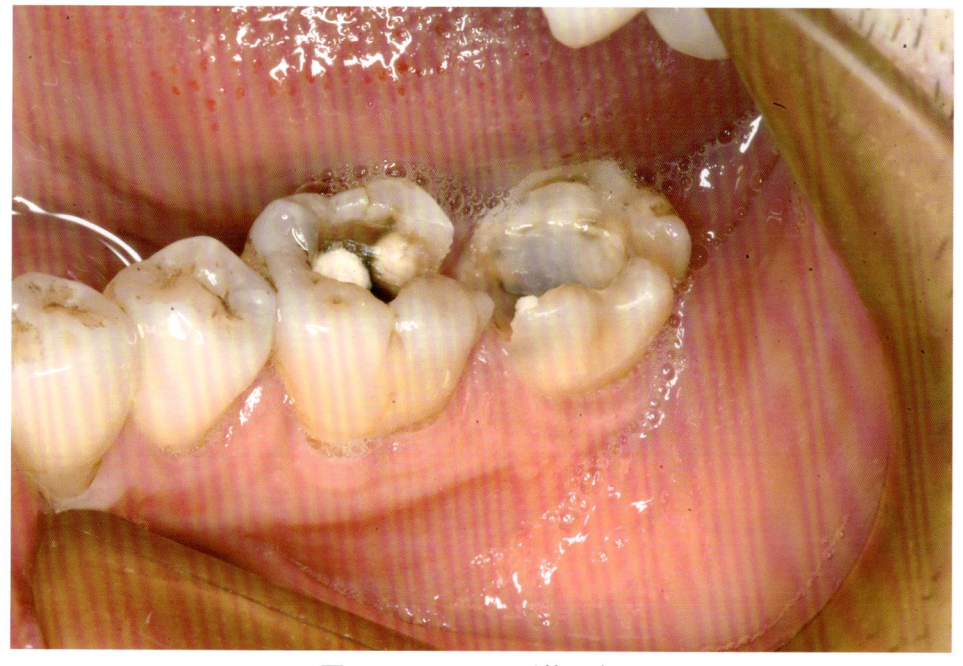

图 6-42 36、37 牙体预备后

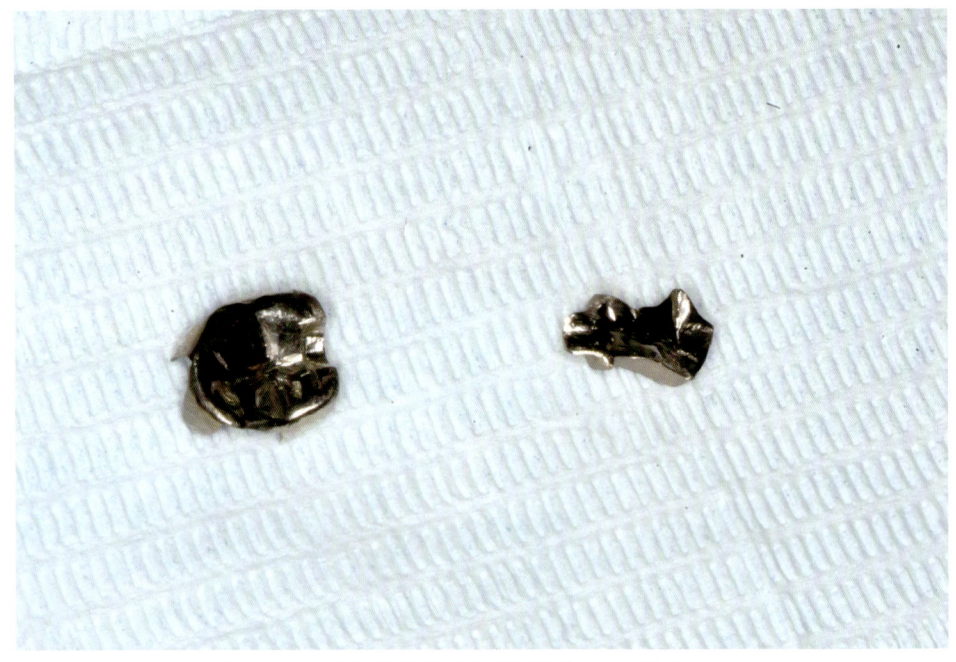

图 6-43　完成后的贵金属修复体，37 近中 MDA

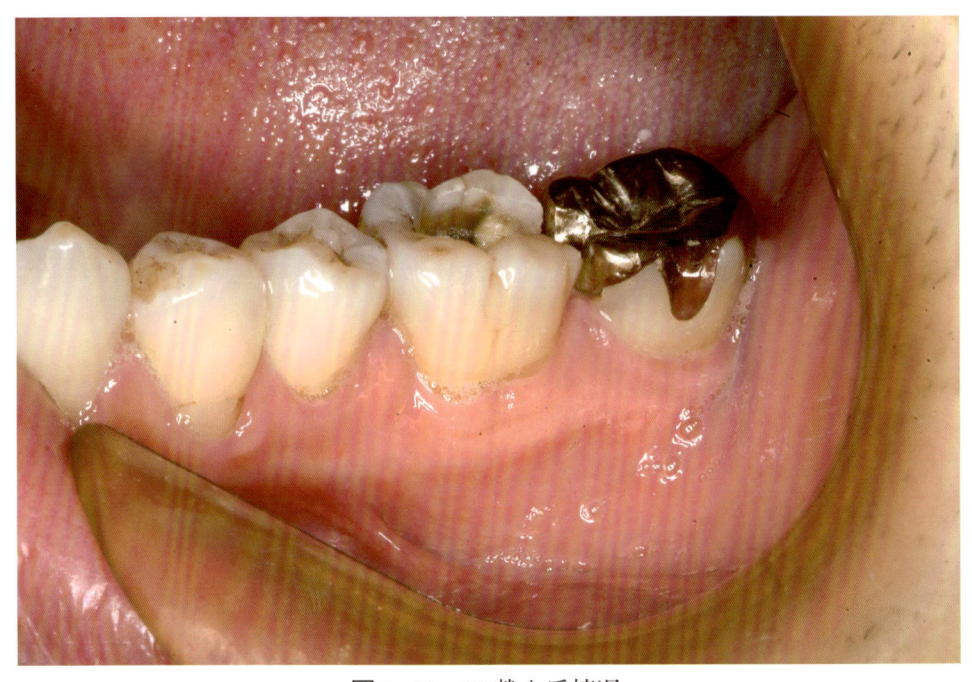

图 6-44　37 戴入后情况

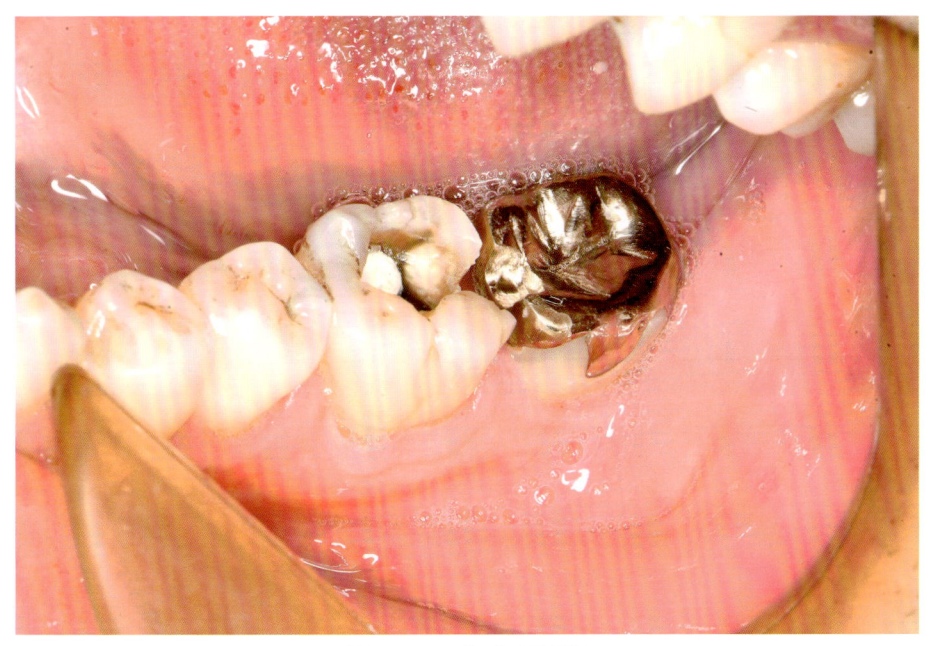

图 6-45　完成后情况

（广东省汕头市潮阳芽芽口腔门诊部　林耿真）

6.10　病例 10

姓名：赵××

年龄：65 岁

性别：男

主诉：右上后牙食物嵌塞半年。

检查：17 为种植牙，稳固，16 为天然牙烤瓷牙，16 间 17 食物残留，但牙线穿过时仍存在阻力，16、17 间龈红肿（图 6-46）。17 为近中 MDA 冠，16 为金属咬合面烤瓷牙（图 6-47）。

处理：拆除 16 烤瓷牙冠，打开 17 近中 MDA，与 16 形成半固定桥连接（图 6-48，图 6-49，图 6-50）。

体会：16、17 间食物嵌塞并不是有缝隙，这时候可考虑将这两个单位连接在一起，但 17 为种植牙，16 为天然牙，连在一起不太合理，这样 MDA 设计为修复设计提供了更多的选择，可以优化修复设计，解决部分临床疑难杂症，值得推广。

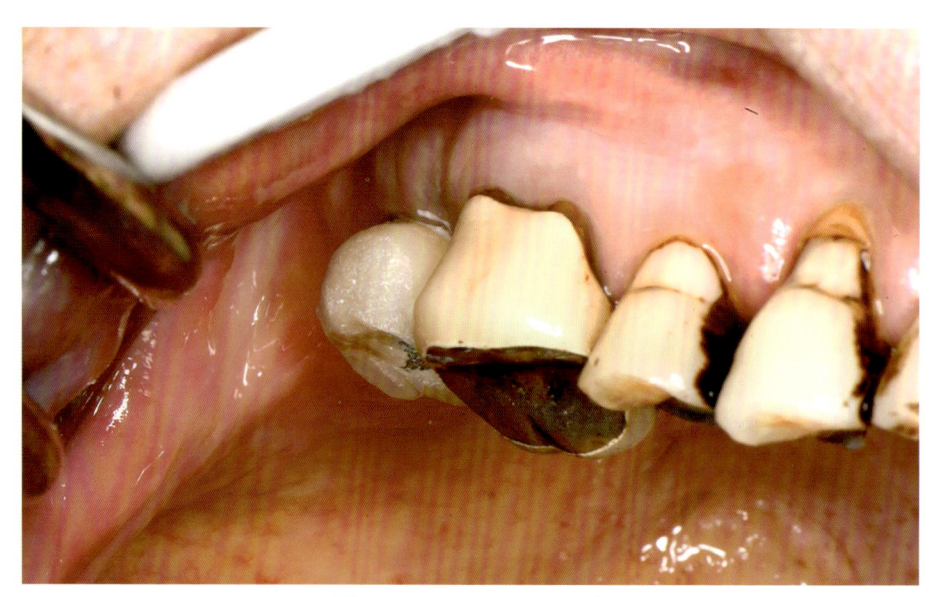

图 6-46　16、17 侧面观

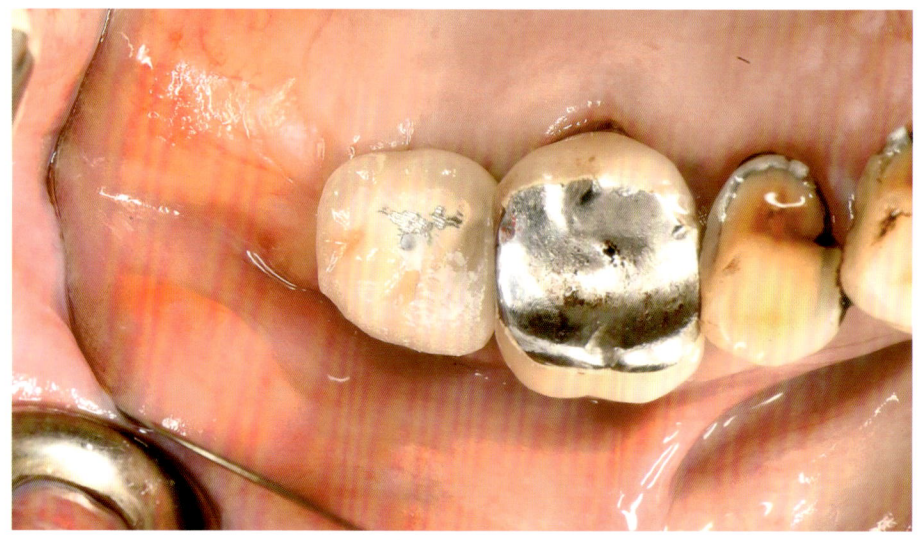

图 6-47　16、17 咬合面观，发现 17 近中 MDA 设计

第六章 多用途牙冠病例精选

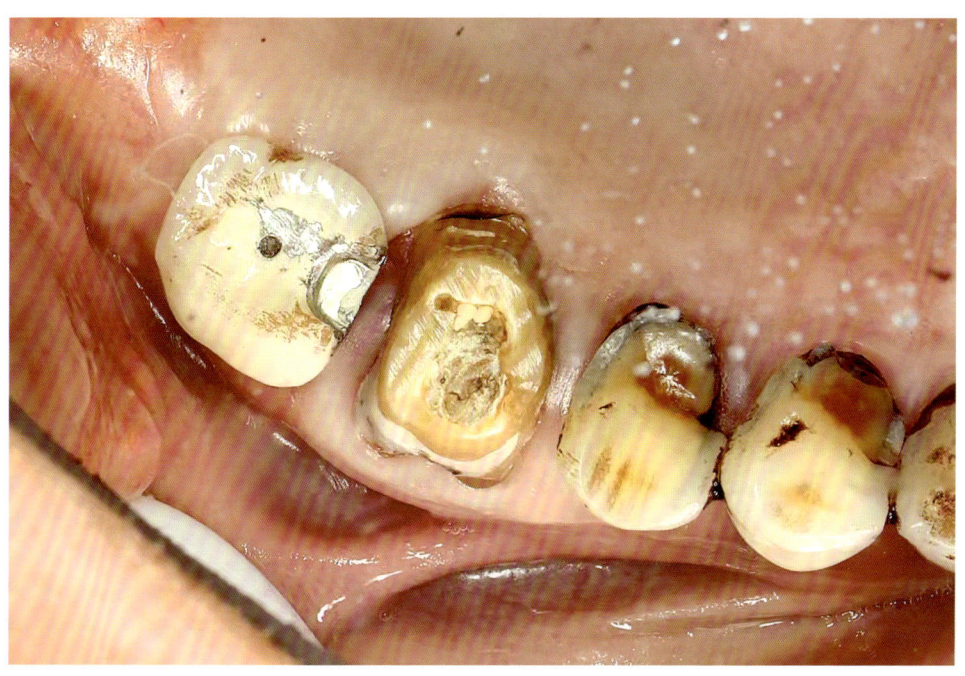

图 6-48 拆除 16 烤瓷牙，备牙，暴露 17 近中 MDA

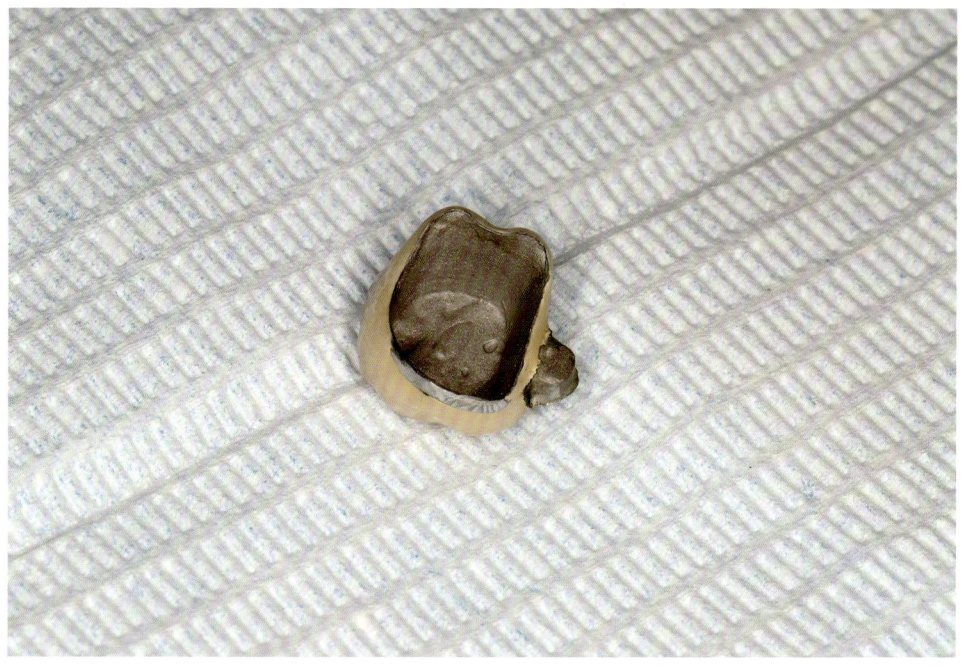

图 6-49 制作完成的 16 带远中阳型部件的牙冠

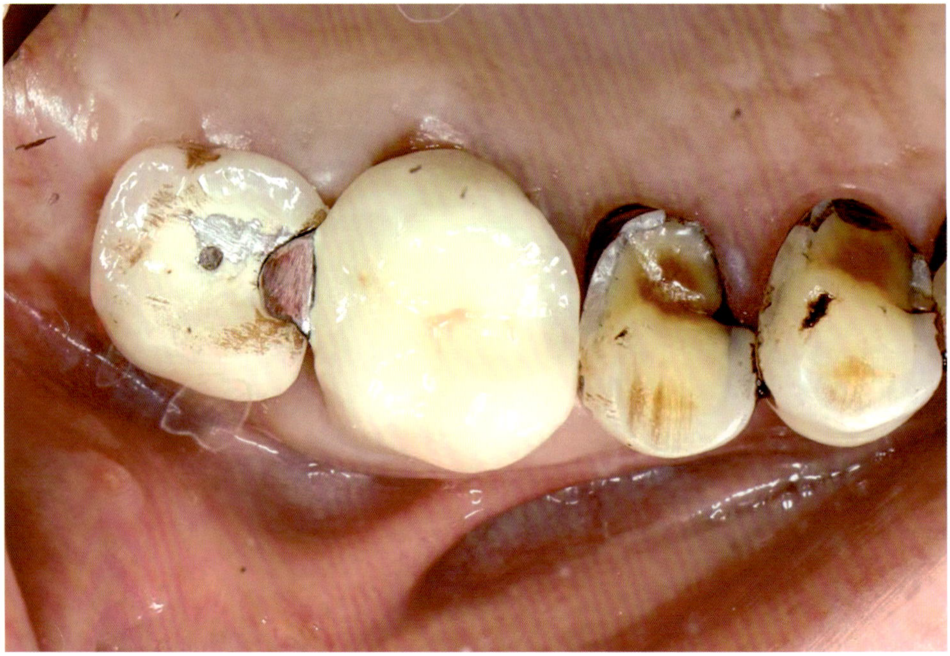

图 6-50　16、17 就位后咬合面观

（广东省东莞天使口腔医院　吴悦龙）

6.11 病例 11

患者：陆 ××

年龄：44 岁

性别：女

主诉：左上后牙食物嵌塞数月。

现病史：数年前，左上后牙在外院行金属全冠修复，数月前，左上后牙出现食物嵌塞，现来就诊。

检查：26 金属全冠，边缘可，探（-），叩（-），冷热均无反应，与 27 邻接紧，牙线通过时有阻力，27 近中可探及深牙周袋，Ⅰ度松动，上颌左侧后牙咬合力点在 26、27 之间。

诊断：26 牙体缺损

处理：26、27 连冠修复（26 金属全冠，27 开面冠）(图 6-51 至图 6-54)。

体会：26 金属全冠，27 开面冠，可以解决食物嵌塞，由于 27 Ⅰ 度松动，上颌后牙咬合力点在 26、27 之间，所以出现食物嵌塞，当 26、27 连冠修复后，可以解决食物嵌塞问题。

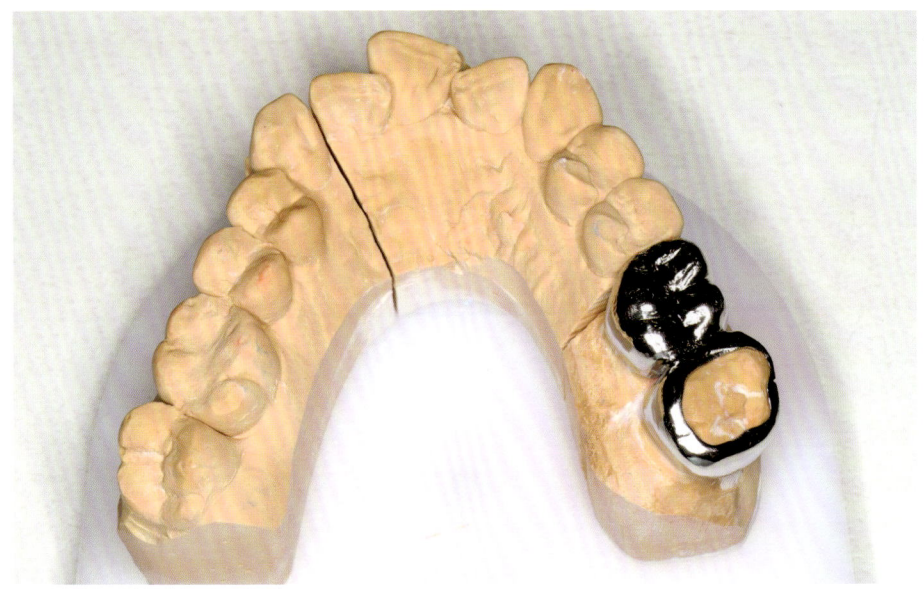

图 6-51　模型

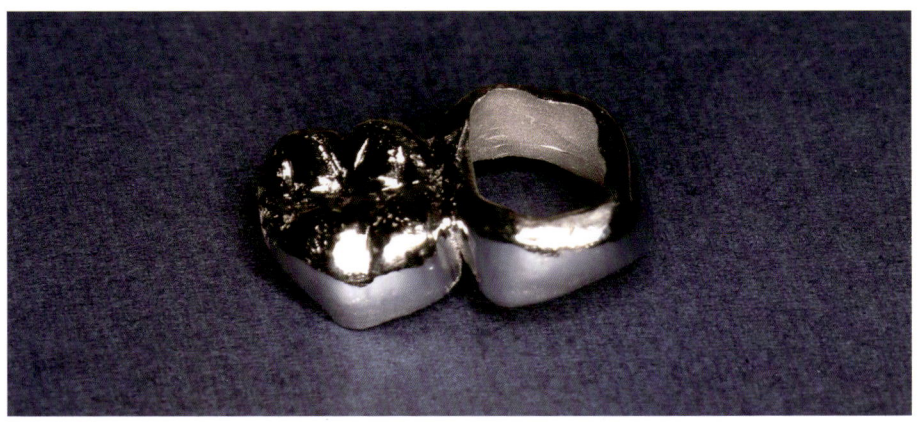

图 6-52　完成后的连冠

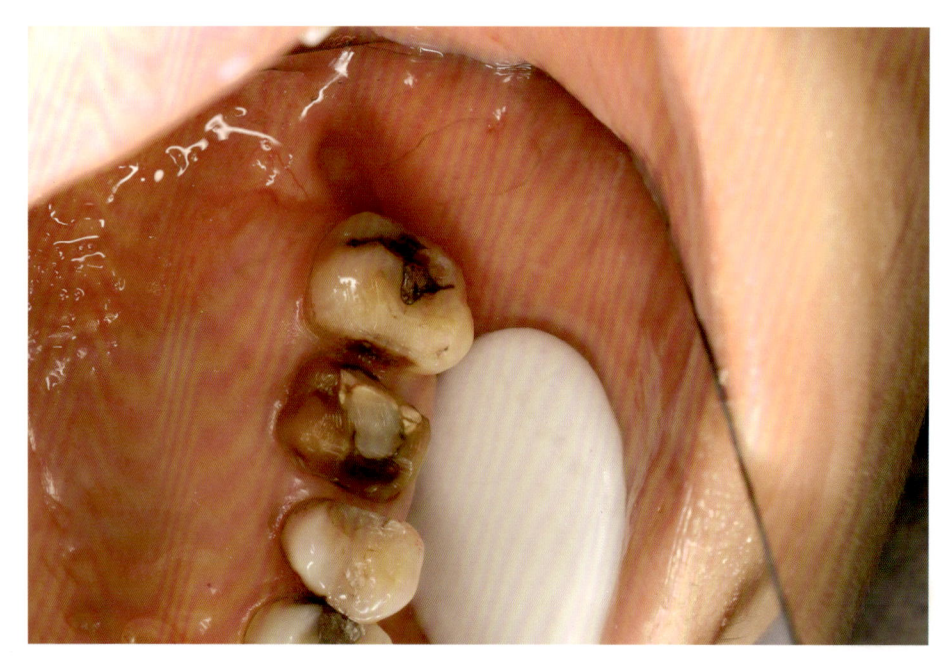

图 6-53　备牙后口内照

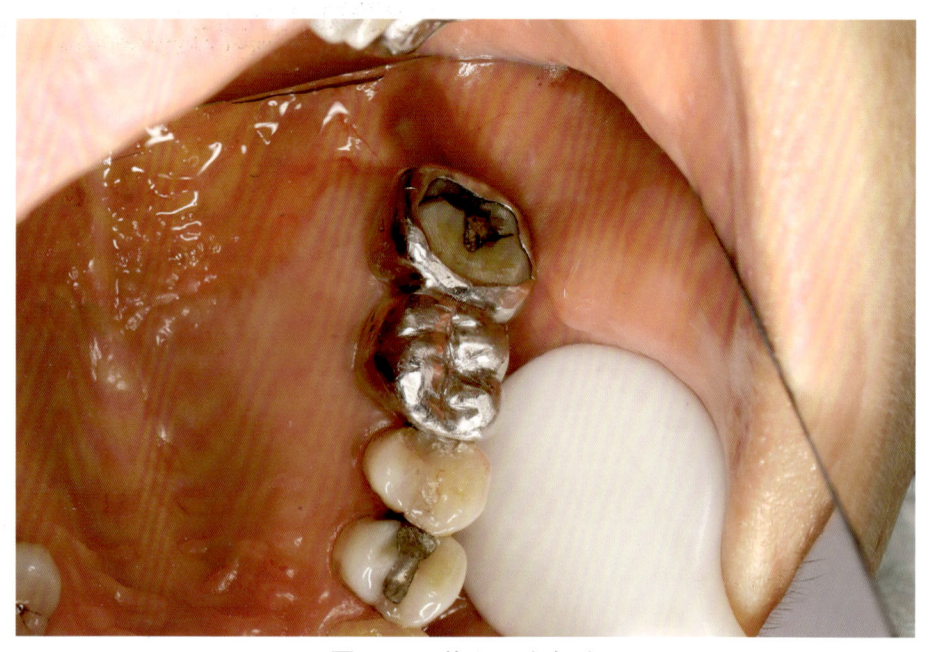

图 6-54　戴入口腔内后

（朱亚丽　彭佳梅）